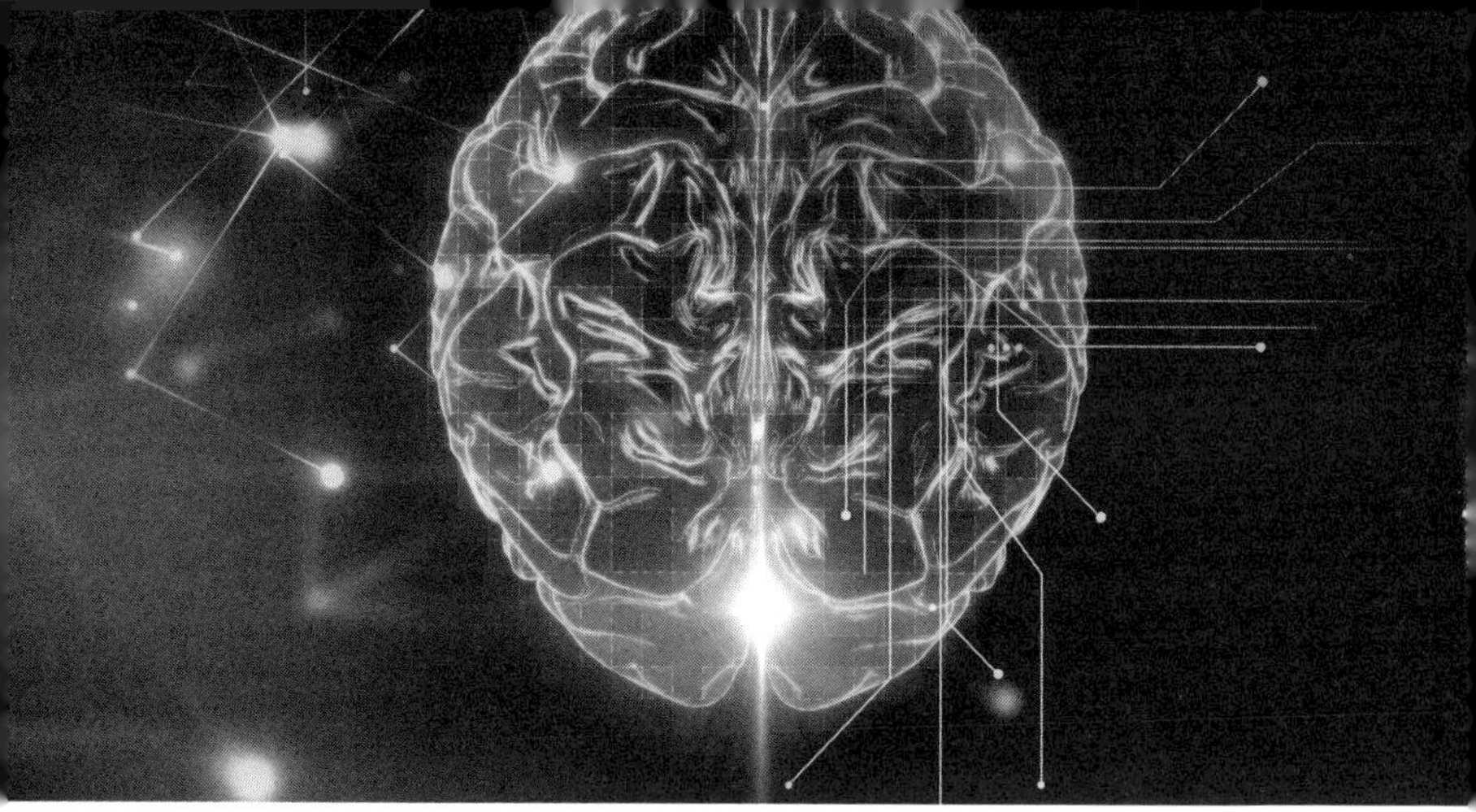

脳が冴える最高の習慣術

3週間で「集中力」と「記憶力」を取り戻す

マイク・ダウ
坂東智子 訳

大和書房

THE BRAIN FOG FIX

Reclaim Your Focus, Memory, and Joy in Just 3 Weeks

by Mike Dow

はじめに

この本は、あなたが脳をもっと大事にして、「不安」「うつ」「注意散漫」「ブレイン・フォグ（頭に霧がかかったようになって、思考力が働かなくなること）」などを解消するためのものだ。こうした問題に、じつに多くの人が悩まされている。

さらに、この本では、あなたの人生を、もっと楽で、幸せで、充実したものにする簡単な方法も紹介する。あなたの「脳」と「人生」は、おおいに関係がある。脳が不調なら、あなたの残りの人生も不調に陥《おちい》る可能性が高いのだ。

私がこの本を書くのは、友人のジェーンや先日、私のところに来た患者さんのような方々のためだ。ジェーンは自分を幸せな人間だと思っているのに、いつもひどくふさぎ込んでいる。そして彼女は、その原因に気づいていない。

彼女たちは、ストレスでまいっていたのだ。だが、瞑想《めいそう》合宿などに参加してリフレッシュする時間もなければ、仕事を辞める金銭的自由もない。

また、私がこの本を書くのは、祖父や母、弟のためでもある。

祖父は私のアドバイス――もの忘れ防止のために、もっとベリー類（イチゴやブルーベリーなど）を食べ、好きな旅行も続けたほうがいい――を守ってくれている。

母はダイエットコークを1日に10本も飲んでいたが、それをやめたら失っていた活力を取り戻した。

弟は若くして脳卒中に見舞われ、その後遺症で失語症になった。その後かなり回復し、ほかの失語症の人々を支援する組織「Aphasia Recovery Connection（アフェイジア・リカバリー・コネクション）」を共同設立した。彼は支援活動を通じ、目的意識を持つことで、生活のあらゆる面を立て直せることに気づいた。

私がこの本を書くのは、自分のためでもある。私ときたら、もう10年も認知行動療法（認知のしかた――考え方や感じ方――を修正する心理療法）のセラピストをしているのに、自分が勧めている手法を実行しなかったせいで、しばらくうつ状態に陥ることがいまだにあるのだ。

じつは何年か前、私は無意識のうちに、自分のことを症例研究の対象にしたことがある。自分を実験台にして、何をしたら、人生の「つらい時期」を乗り越えられなくなるかを調べたようなものだ。

そのころの私は、つらい別れを経験したばかりで、セラピストの仕事のほか、初めての著書の仕上げや、新しいテレビ出演の仕事も抱えていた。もう一杯一杯だと思っていたし、ものごとを明確に考えることも困難になっていた。そして何と言っても、ひどい「悲しみ」に襲われていた。

問題だったのは、「悲しみ」そのものではない。悲しみが私の行動を変え、しまいには、生活全体を支配し、さらに破綻《はたん》させたことだ。それまでは、ペスクタリアン（動物の肉は食べないが、魚は食べるベジタリアン）として、天然のサケや体にいい穀物、オーガニック野菜（化学肥料や農薬、遺伝子組み換え技術を使わないで栽培された野菜）を食べていたのに、ピザやターキーサンドイッチ、アイスクリームに手を出すようになった。

夜更かしすることも、自分でもうんざりするほど増えた。深夜3時までテレビを見て、それから昼まで寝てしまうことがあったし、夜遅くまで飲んでしまい、翌日は、1日を乗り切るのにコーヒーを5、6杯飲まねばならなくなることもあった。1日中疲労感を覚えるようになってからは、夜寝つくのにも苦労した。

運動にも熱心に取り組んでいたのに、ほとんどやらなくなった。それまで数十年にわたって落ち着いた状態を保つのに役立っていた「瞑想」「ヨガ」といったスピリチュアルな取り組みもやめてしまった。友人や家族とも、繋がりを持つどころか、会う計画さえ立てなかった。

仕事の責任だけはどうにか果たしていたが、内面では、混乱し、タガがはずれ、つねに落ち込んでいた。やけ食いし、やけ飲みし、コーヒーをがぶ飲みし、人づき合いを絶ち、短期間だが、抗不安薬にまで手を出した。こうしたことはどれも、一時しのぎにしかならず、内面の状態を改善するどころか、さらに悪化させた。

このようなみじめな状態は、数週間で終わらせるべきだったが、実際には数ヵ月も続いた。その時期に身をもって知ったのだが、人は、人生で体を最も大事にすべきときに限って、最も大事にしないものだ。気分がいいときなら、ヨガの教室に顔を出すのも簡単だ。でも本当は、気分が最悪なときこそ、そういうところに顔を出す必要がある。

ようやく苦しい状況から抜け出したとき、私は二度とそうした状況に陥るまいと心に決めた。この先、どんなにつらい時期にも、自分が勧めている手法を実行し続けようと誓いを立てた。そう決心したことが、色々な面で役に立った。

「つらい時期」は誰にでも訪れる。私もその後、何度かつらい時期を経験した。昨年などは、父の死と大親友の死を立て続けに経験した。それでも、自分へのケアは続けていた。つらさを解消できたわけではなく、悲嘆にくれて毎日のように涙がこみ上げた。だが「悲しみ」には、私の生活を支配させなかった。自分が望んでいる生活のしかたを、捨てることはなかったのだ。

私は、つらい時期は嵐と同じで、必ず過ぎ去るということを学んだ。あなたは、雨が最も激しいときは、窓に板を打ちつけて、家の中に留まるタイプだろうか。それとも、波にさらわれ沖に流される危険があるときに、あえて泳ぐタイプだろうか。あなたには、前者になってほしい。この本がその一助となれば幸いだ。

あなたに朗報を1つ。あなたの内面の「蓄え」を強化することは、あなたが想像するほど難しいことではない。続けるのが難しいような方法で、あなたの生活の1つの面を徹底的に改善するのではなく、まずは達成可能な方法で、生活の色々な面を少しずつ修正しよう。この本では、そのための手法を紹介する。

というのも、私は何千人もの患者さんに接した経験から、頭の調子や気分を改善するには、生活全般に配慮しなければならないと学んだからだ。だから私は、何を食べればいいか、どのように睡眠をとればいいのかまでを具体的にお伝えする。

また、人づき合いや、ソーシャルメディア（SNSや電子掲示板、動画や画像の共有サイトやブログなど）への接続を絶つことについてもお伝えする。さらに、体を動かすこと、人を愛すること、心の安らぎを見つけること、本当の自分を思い出すことについてもお伝えしよう。

この本を読み進めるうちに、あなたは簡単な修正が生活に大きな違いをもたらすことに気づき、色々な知識を備えることになるだろう。

たとえば、牧草で育てられた牛の肉やクルミが気分を改善し、安価な香辛料が認知症になるリスクを減らすこと。気分を高めるには、人づき合いがどんな処方薬よりも効果があり、ソーシャルメディアには、人間関係を改善する力もあれば、悪化させる力もあること。瞑想や祈りが脳にいいこと。そうしたスピリチュアルな取り組みは、余暇に任意でおこなうようなものではなく、人間であることの証《あかし》となること。

そして最後に、そうした知識をあなたの日々の生活に生かすための「3週間プログラム」を目にすることになる。

あなたは明日の朝、目覚めた瞬間から、一見意味のないような選択をおこなうことになる。しかし、そうした小さな選択が、時とともに、あなたの様々な面に影響を及ぼしていく。小さな選択が、あなたの体、あなたの考え方、感じ方、行動、人間関係、世の中への貢献に影響するのだ。

この本を通じて、一見意味のないような選択を、意味のある選択に変える方法をお伝えしたい。今日の選択が、少しいい明日に繋がるのだ。

（絶好調のドクター）
マイク・ダウ

脳が冴える最高の習慣術　目次

第2部 「脳」は「食べもの」によって作られる

第3章 炭水化物――血糖値の急上昇と急降下を招く

第4章 脂肪――いい脂肪もあれば、悪い脂肪もある

第5部 ブレイン・フォグ治療プログラム

第14章 ブレイン・フォグ治療プログラムの概要

第15章 ブレイン・フォグ治療プログラムの全日程

第1部

頭がぼんやりして、
集中できない人が
増えている

第1章　なぜ、脳がうまく働かなくなっているのか？

マリンは35歳の理学療法士。しばらく前に、母親が早期発症型のアルツハイマー病と診断された。その後の数ヵ月、彼女は大変な日々を過ごした。愛する母の介護の手筈を整えるにあたって、様々な難題に直面したし、母の認知症がどんどん進んでいくのを目にするつらさとも闘った。

彼女は、事態に精一杯うまく対処していると思っていたが、「不調だ」とも感じていた。彼女はこう言った。

「毎朝、起きたときから疲れ切っているんです。なのに、夜は眠れません。たいていは1日中、重い足を引きずっています」

私が「あなたの楽しみは何ですか？」と尋ねたら、彼女は肩をすくめた。

「以前は仕事が楽しかった。でも今では、機械的にこなしているだけ。トニーという彼氏もいたんですけど、母のその騒動の後、私、気がめいってしまって、別れました。トニーを責めることはできません」

そう言って、彼女はまた肩をすくめた。

「私が彼の立場だったら、私とはデートしたくないですもの」

「仕事をしていないときはどう過ごしていますか?」と尋ねたら、彼女はちょっと考え込んでから、ようやく口を開いた。

「私って、いつも仕事をしている気がします。もうトニーと会うこともないんで、早くオフィスを出る理由がなくなっちゃったんです。仕事をしてないときは……うーん……。家に帰ったら、フェイスブックをやります。それか、ちょっとテレビを見る。もちろんツイッターやインスタグラムもやります。出会い系アプリをやったら、新しい彼氏が見つかると思ったんですけど、実際には、いいと思った人は1人もいません。なので、メインはフェイスブックでしょうか。フェイスブックって、色んな人と交流するのにすごく便利ですよね? でも、すごく時間を取るんです」

話をしているうちに、マリンはどんどん疲れていくように見えた。彼女は悲しげに言った。

「いつもこうなんです。緊急事態でも起こらない限り、まったく力が出ません。母のことで電話があったら、何とか力を出して問題を解決します。でもそれ以外のことでは力が出なくて……。なんだか、自分がいつも霧の中にいるような感じなんです」

いったい、マリンに何が起きているのだろうか?

「ブレイン・フォグ」を理解しよう

新しい流行病が、今この国を襲っていて、その病気は色んな名前で呼ばれている。「ブレイン・フォグ」や「うつ病」と呼ぶ人もいれば、「ＡＤＨＤ（注意欠陥・多動性障害）」とか「注意散漫」「集中力の欠如」と呼ぶ人もいる。この病気の人の中には、「自分が自分じゃないみたい。もう長いこと、そんな感じ」と訴える人もいる。

私たちメンタルヘルスの専門家は、そうした漠然とした症状を「慢性的な認知と気分の問題」と呼んでいる。しかし、この臨床用語からは、脳がうまく働いていない何百万人もの人たちが味わっているフラストレーションや不安、みじめな気持ちはイメージできない。

私の主な仕事は、患者さんが「考え」や「感情」を変えられるよう手助けすること。そのためには、患者さんが「行動」を変えられるよう手助けするのが一番いい。自転車に乗る練習をしているときであれ、初めて恋をしているときであれ、**人を最も大きく変えるのは、自分の体験**なのだ。

私はマリン（それから、彼女たちと同様の症状を、私に訴えに来るたくさんの患者さんたち）が、それぞれの症状への対処法を見つける手助けをしたい。彼女たちが、満足のいく決断を下すための対応力や判断力を養い、人生をできる限り楽しむのを手助けしたいのだ。

しかし、彼女たちが抱えているのは、心理面の問題だけではない。身体のメカニズムにも問題があるのだ。患者さんの多くは、脳内化学物質のバランスがかなり悪い。そのせいで、活力や喜び、生きがいを感じる能力が著しく阻害されている。

また、スピリチュアリティ、人との繋がり、社交性などにも対処する必要がある。というのも、患者さんを全人的に治療することが、永続的な改善の鍵となるからだ。

ほとんどの患者さんは、脳内化学物質のアンバランスを解消するのに、薬は必要ない。はっきり「うつ病」と診断されそうな人は、ほんの一握りなのだ。

それに、患者さんたちの症状は、慢性的なものでもない。患者さん全員が、かつては長期にわたって、頭の調子も気分もよかったことを覚えているからだ。

だが困ったことに、患者さんたちの食べものやライフスタイル、生活環境が、脳内化学物質のバランスに悪影響を及ぼし、頭がぼんやりしたり、気分が落ち込んだりする原因になっている。**患者さんたちが苦しんでいるのは、「脳」の栄養不足とアンバランスのせいなのだ。**しかも、あまりにも多くの人々が同じ症状に見舞われている。

実際、次のような憂慮すべき統計値が発表されている。

・アメリカ保健福祉省によれば、アメリカの成人のうち、精神面の健康状態が「非常によい」とみられるのは、わずか17％に過ぎないという。

・アメリカの成人の10人に1人が抗うつ剤を服用している。40代と50代の女性に限れば、4人に1人が服用している。また、アメリカ人の5人に1人は、何らかの精神疾患の処方薬を服用している。

・うつ病とともに、不安症も増えている。精神治療薬の中で、アメリカで最も多く処方されているのは抗不安薬「ザナックス」だ。しかしながら、いくつかの研究で、この薬の服用は、アルコールの長期的な過剰摂取と同様、脳を萎縮させるおそれがあることが明らかになっている。

・アメリカの成人の10～15％が不眠症を抱えている。またアメリカ疾病対策予防センター（CDC）によれば、5000万人のアメリカ人が睡眠不足を訴えているという。睡眠補助薬の売り上げは、店頭販売によるものも、医師の処方によるものも急速に増えている。

・処方箋のいる鎮痛剤の過剰摂取による死が、ここ10年で3倍に増えた。

・アメリカの3800万人の成人が、酒を飲み過ぎている。

・ADHDと診断される人の割合が急増し、子どもでは、すでに3倍に達している。また高校生や大学生のあいだで、みんなで盛り上がったり、成績を上げたりするためにADHD治療用の精神刺激剤「アデロール（日本では未承認）」を使うケースが増えているため、精神刺激剤乱用の件数も急速に増えている。

・アメリカでは、ここ10年で、抗精神病薬を処方される人の数が2倍に増えた。

・アメリカでは、500万人を超える人々がアルツハイマー病を抱えている。アルツハイマー病協会によれば、2050年には、その数が1600万人に達する見込みだという。

・世界全体で、3500万人を超える人々が認知症を抱えている。2050年には、その数が3倍以上の1億1500万人に達すると予測されている。

・認知症の患者数をはるかに超える人々が、「軽度の神経認知機能障害」と呼ばれる症状に苦しんでいる。「軽度の神経認知障害」の場合は、「主観的（自覚的）認知機能障害」や「軽度認知障害」と同様、脳がうまく働いていないと診断されるものの、はっきり「認知症」と診断されるにはいたらない。

生活のほとんどの面で脳にダメージを与えている

うつ、不安、不眠、もの忘れ、頭の混乱、認知症……。私たちの多くが、様々な形で、頭の調子や気分を以前より低下させている。なぜだろう？

簡単に言ってしまえば、私たちが自分の脳をサポートしないからだ。そのせいで、活力や落ち着き、集中、やる気を保つのに欠かせない「脳内化学物質」を、脳が十分に作れない。

実際、私たちの生活ぶりを振り返ってみると、脳内化学物質に悪影響を与えるライフスタイルを自ら選択しているように思えてくる。

私たちがドーナツやアイスクリーム、ベーコン、フライドチキンをいつもたらふく食べていたら、確実に太ることになる。

同様に、私たちが不適切な食べものを口にし、十分な睡眠をとらず、十分な運動もせず、ソーシャルメディアやテレビに過度の時間を費やし、ストレスがたまっているのに休暇はほとんど取らず、孤独に耐え、人づき合いや目的意識に欠けていたら、私たちの脳内化学物質のバランスは確実に悪くなる。脳内化学物質のバランスが悪いという単純な原因が、つらい結果に繋がるのだ。

脳内化学物質のバランスが慢性的に悪くなると、必ず「認知」と「気分」の問題が起こる。つまり、頭がうまく働かなくなり、気分が落ち込むということだ。

そうした問題が起きているときには、生活のほとんどの面が、脳にダメージを与えていると考えていい。脳が大事にされていないせいで、気分をよくする脳内化学物質「セロトニン」と「ドーパミン」を高濃度に保ち、ストレスホルモンの「コルチゾール」を低濃度に抑えることができないのだ。

私たちは脳を大事にするどころか、「カフェイン」「砂糖」「でんぷん」「電子機器」「雑念」「不要なストレス」で脳にダメージを与え、脳内化学物質のバランスを悪くしている。さらに、抗うつ剤や睡眠補助薬を服用したり、大量のコーヒーを飲んだり、人づき合いを絶つといった一時しのぎの対策に頼っている。結局そうした行動が、問題を悪化させている。

幸いながら、そうした行動を変え、脳の健康状態を改善することは、それほど難しくはない。この本を通じて、その方法をお伝えしよう。

体、脳、社会性、心の健康は繫がっている

私は、長年にわたって複雑な脳について研究し、セラピストとして働くうちに、1つの結

論に到達した。私たちの食事や睡眠、仕事のしかた、生活のしかたのせいで、重要な3つの脳内化学物質――セロトニン、ドーパミン、コルチゾール――の量が不安定になり、その結果として、脳がオーバーフローしたり、飢えたり、詰まったり、乱れたりしているのだ。

今、私たちの多くが「ブレイン・フォグ」「注意散漫」「もの忘れ」「倦怠感《けんたいかん》」「不安」といった生体メカニズムの問題を抱えている。こうした問題は、時とともに慢性的な「不眠症」、深刻な「うつ病」、持続的な「不安症」に発展し、ひいては「認知症」に繋がるおそれもある。

困ったことに、そうした問題への一般的な対処法が、実際には問題をさらに悪化させている。不眠に陥ったら疲れを覚え、まずはカフェインやエネルギードリンクに頼る。そうすることで、ますます眠れなくなる。そこで今度は、市販や処方の睡眠薬を服用する。睡眠薬を服用すると、朝起きても眠気が残る。だから、朝に起きたときからけだるく、集中できない。そこで、さらに多くのカフェインを飲む……。

そのうち、気分が落ち込み、頭に霧がかかったようになる。そこで「抗うつ剤」に手を出す。集中力を高めるために、カフェインをさらに増やして「精神刺激剤」に手を出すこともある。やがて「抗不安薬」も必要になり、心を落ち着けるには、そうした刺激物をすべて摂取した後で、ワインも飲まねばならなくなる。これらの薬剤は、それぞれに体重増加や性欲減退などの副作用があり、ときには薬剤依存に繋がることもある。

だが残念ながら、あまりにも多くの人々が問題の関連性に気づかず、別々の問題ととらえている。だから、体重が増加したらダイエットの専門家に相談し、気分の問題については精神科医に診てもらい、不眠に対しては睡眠薬を服用する。しかし、最近の画期的な研究で、「体」「脳」「社会性」「心」の4つの健康は、私たちが想像していた以上に複雑に繋がり合っていることが明らかになっている。

例をあげよう。血糖値を低く保てば、体重を減らす効果がある。だが今では、効果はそれだけではないことがわかっている。頭の回転を速くしたり、ブレイン・フォグを予防したりする効果もあるのだ。瞑想や祈りも、修道僧や神を見つけたい人だけのものではない。集中力の持続時間を延ばし、記憶力や気分を改善する効果がある。

また、うつは低下したセロトニンやドーパミンの量を処方薬で増やせば、改善するというものではない。「抗炎症食品（体内の炎症を抑える食品。野菜類、豆類、魚など）」をもっとたくさん食べ、ニューロン（脳の神経細胞）の新生や成長を促すような体験をし、人づき合いを増やす必要がある。体にいいものは脳にもいいし、心にもいいというわけだ。

だが困ったことに、私たちの多くが食事や間食のたびに、血糖値スパイク（食後の短時間に血糖値が急上昇し、急降下すること）を招く炭水化物（糖質）や、オメガ6脂肪酸を多く含むタンパク質や脂肪を口にしている。**そうした食品は、気分や知力に影響し、認知症を引き起こすことさえある。**

認知機能が低下したら、最初は「ブレイン・フォグ」や「注意散漫」として表面化することが多いが、どちらも脳と体をもっと大事にするだけで防げる可能性がある。

グリルした鶏の胸肉や新鮮な（養殖の）サケ、卵の白身、脂肪ゼロのギリシャヨーグルトを食べている人は、自分の食べるものはとてもヘルシーだと信じているかもしれない。

それでも、その人の脳はダメージを受けている。そうした食べものに、目に見えない変化が起きているからだ。家畜の飼育場は、ほんの2、3世代前は、家族経営のところがほとんどだった。だが今では、工場で飼育する巨大畜産場がほとんどで、安いエサばかりで育てた牛や鶏を大量に出荷している。安いエサは家畜の健康状態を変化させ、ひいては人間の健康状態に悪影響をもたらしている。

孤独時間の増加が問題を悪化させる

脳の健康には、水銀やビスフェノールA（BPAともいう。プラスチック製品の原料として使われる）などの環境汚染物質も影響を及ぼすし、ライフスタイルや生活環境が根本的に変化したことも、決定的な影響を及ぼしている。

アメリカでは史上初めて、1人で暮らす人の数が、夫や妻と暮らす人の数を上回った。かつてよりも、結婚生活を続ける人が減り、離婚する人が増えているのだ。

私たちは、ソーシャルメディアを通じて人と繋がる機会は増えたのに、実際には1人でいる時間が増えている。アパートの中で、1人でパソコンやテレビの前で過ごす時間が増えたことが、問題をさらに悪化させている。フェイスブックの「友だち」の数は増えたが、親しい友人たちと実際に顔を合わせる機会は減っている。

ソーシャルメディアの中には、「つねに接続を保っていなければならない」という義務感を抱かせるものもある。今は1つの会社で30年間働き、老後も十分な年金が保障される時代ではないから、会社の次の人員削減に備えて、リンクトインのプロフィールも、つねに最新のものに更新したほうがいい。

そうしたプレッシャーがあるのに、私たちの多くは、スピリチュアルな取り組みや宗教的な活動をおこなっていない。「何かをすること」に時間をかけるあまり、「何もしないこと」「何も考えないこと」が、脳にとても大事だということを忘れてしまっている。

この本に取りかかる前から、脳に問題を抱えている人がたくさんいることはわかっていた。だが、色々な数値を見て、実際には本格的な流行病のレベルだと思うようになった。

薬の治療に頼る前にやるべきこと

その上、昔ながらの医療機関が、意図的ではないが、この流行病を悪化させている。患者たちに、脳の健康に本当に役立つもの（簡素な食事、ライフスタイルの改善、スピリチュアルな取り組み、人づき合い）を勧めずに、薬剤を使用するよう教えている。だが薬剤は、脳内化学物質のバランスをさらに悪化させることが多いのだ。

私たちには、脳の健康状態を改善する別の方法（栄養素や運動、睡眠、瞑想、ライフスタイルなどを利用する自然な療法）があるのに、厄介な副作用があり、長期的には危険な結果を招きかねない薬物治療を選択する必要などあるだろうか？　別の方法を、少なくとも試すべきではないだろうか？

もちろん、どうしても薬剤の助けが必要な人もいる。なかには長期にわたる服用が必要なケースもあるが、通常は短期的な服用で済む。ところが、本当は薬剤が不要な症状、つまり別の方法で対処すべき症状を抱えているのに、薬剤を手に入れている人がびっくりするほどたくさんいる。

たとえば、アメリカ人の10％近くが抗うつ剤を服用している。だが、最近の大規模な調査では、そのうちの約3分の2が「うつ病」の臨床的定義に当てはまらないことが判明した。そういう人が薬物治療を選択するのを疑問に思う。

確かにそういう人は、頭がぼんやりする、けだるい、やる気が出ない、気がめいるといった問題を抱えているのだろうし、そうした問題を抱えたら、助けを必要とする。だが「プロザック（セロトニンを増加させる抗うつ剤。日本では未承認）」を試す前に、どうして別の方法を試さないのだろう？　どうして、もっと自然な療法を試さないのだろう？

私はこの本を通じて、総合的な改善法をお伝えするつもりだ。あなたの食べものの改善法

や、睡眠スケジュールの改善法、それから日々の選択の改善法もお伝えする。

今のあなたの選択は、あなたが思っているより危険かもしれない。私たちが運動をサボって、夜遅くまでテレビを見たり、メールに返信したり、パソコンを使ったりするたびに、あるいは、愛する人たちと直接会う代わりにソーシャルメディアを使うたびに、うつや不安、注意散漫、ブレイン・フォグの下地を作ることになる。

また、私たちは座ってばかりの生活をしている。それが原因で、体が弱くなり、脳がうまく働くのに必要なホルモン類が減少しているのだ。私たちは四六時中、電子機器に依存している。だから、睡眠不足に陥り、愛する人々から自ら遠ざかっている。

あなたが元気に、充実した人生を送りたいなら、まずは、頭の調子と気分を最高の状態にするのに欠かせない3つの脳内化学物質、「セロトニン」「ドーパミン」「コルチゾール」の量を正常に戻す必要がある。驚くほど簡単な修正を施すだけで、あなたの脳内化学物質のバランスが整い、あなたの内面に蓄えられた活力を引き出し、喜びや人生の目的を見つけることができるのだ。

第2章 問題があるのは「あなた」ではなく、「あなたの脳」だ！

あなたの問題について、もう少し掘り下げて考えてみよう。どうしてあなたは「気がめいる」「無気力」あるいは「もの忘れが激しい」「アイデアが湧かない」といった問題を抱えることになったのだろうか。そうした問題を解消するには、どうしたらいいのだろうか。この章では、そうしたことについてもう少し細かく分析してみよう。

あなたは、いつもどんな1日を過ごしているだろうか。

典型的な1日は、次のような感じではないだろうか。

目覚ましが鳴って、あなたは浅い眠りから目覚める。疲れが残っていて元気は出ないが、ベッドから出てもいないのに、もうスマホを手にしている。画面を見る前からわかってはいたが、メッセージやツイート、メールがいくつも入っている。心臓がドキドキしてくる。

いくつかのメールに返信する。あるいは、頭の中に「返信を忘れないように」とメモするだけかもしれない。どちらであれ、あなたはすでに仕事モードに入っているので、用事が次から次へと頭に浮かんでくる。

よく眠れたとも、エネルギーを回復したとも思えないし、もちろん集中力があるとも思えない。そこで、仕事に出かける気になるよう、カフェイン飲料に手を伸ばす。

お子さんがいる人は、さらに大わらわだ。朝食を食べさせ、忘れものがないか確認する。あなたは朝食抜きか、トーストをつまむくらい。あるいは「全粒粉でできた心臓によい」というウソのうたい文句で売られているシリアルバーを選んでいるかもしれない。

職場へと急ぐ道でも、今日中に片づけなければならない無数の用事が頭の中を駆け巡る。「会議の件について上司と話をして……」「そうそう、帰りに牛乳を買うのを忘れないようにしないと……」「それから日曜のディナーのことを母に電話して……」「病院にも電話して、娘の予約を入れなきゃ……」

あなたは自分のデスクに到着し、すぐに作業に取りかかる。留守電を聞いて、折り返し電話をかけたり、ショートメッセージを送ったりしながら、パソコンのメールもチェックする。朝のベッドの中と同様に、夜のあいだにたまった作業を片づけているのだ。

ほんの1世代前までは、ビジネスが午後6時以降におこなわれることはめったになかった。でも今では、年中無休の電子機器があるので、仕事が24時間たまり続ける。だからあなたは、追いついたと思うことはほとんどない。早出をしても、追いつかないのだ。

あなたが2、3分以上仕事を続けられることは、1日中、ほとんどない。電話やメールなど、電子機器からの連絡がひっきりなしに入る。

それに、そうしたものに仕事を中断されなくても、あなたは自ら中断することもある。人との会話を中断して、メッセージを返信することもあれば、仕事の最中に手を止めて、衝動的にメールをチェックすることもある。

人とのやり取りは、ほとんどが電子機器を介し、しかも短いやり取りが多い。また、メールに限らず、1日に何回かは、フェイスブックなどのSNSものぞくだろう。

昼食を急いで済ませて、コーヒーを何度も飲む。あなたにおやつの時間があるなら、クッキーや栄養のあるグラノーラバーを口にするかもしれない。

だが「ヘルシー」と言われるおやつと「体に悪い」おやつのどちらも、炭水化物や砂糖をたっぷり含み、脳がうまく働くのに必要なアミノ酸やビタミン類、オメガ3脂肪酸は十分ではない。

おそらく、あなたは残業もするだろう。定時に帰ったとしても、家に仕事を持ち帰る。メールを少なくとも30分おきにチェックして、仕事の電話に応答し、ひっきりなしに入ってくるメッセージに返信していたので、仕事が終わらなかったからだ。

あなたはベッドに入る。でも神経が高ぶって眠れない。果てしない「やること」リストにまだ載せていない用事や、まだ終わっていない用事が、次々に頭に浮かんでくるのだ。もしかすると、あなたは睡眠薬を飲むかもしれない。睡眠薬を飲んでも、安眠できるわけではない。それはあなたもわかっているが、少なくとも、この日を終わらせることはできる。

こうして、あなたは不健康きわまりない1日を終え、明日もまた同じような1日を繰り返すことになる……。

まずは脳内化学物質のバランスを取り戻そう

でも、あせることはない！　解決法はある。

しかも、それを実行するのも、あなたが思うほど難しくはない。

私たちの脳の中では、いくつもの脳内化学物質が、まるでオーケストラのように、それぞれの役割を果たしている。脳は、そのおかげで正常に機能し、気分をコントロールできる。新しい言葉を覚えることもできるし、問題にうまく対処したり、スリルのある冒険を楽しんだり、ハンモックの中でのんびりくつろいだりすることもできる。

しかし、脳内化学物質が役割を果たさなくなったら、私たちは様々な問題に見舞われる。気分が落ち込んだり、眠れなくなったりすることもあれば、集中できなくなるほどイライラすることもある。最高にいい気分だったのに、あっという間にひどく落ち込むという、気分の大きな変動に見舞われることもある。財布をどこに置いたか忘れてしまったり、出かけられないほど疲れ切ってしまうこともある。

こうした問題はすべて、脳内化学物質の量に狂いが生じたことが原因なのだ。

第1章でお伝えした通り、頭の調子や気分にとくに関係の深い脳内化学物質は、セロトニンとドーパミン、コルチゾールの3つだ。この本で紹介する「3週間プログラム」も、その3つのバランスを取り戻すことを最終目標としている。では、その3つの脳内化学物質について説明しよう。

セロトニン、ドーパミン、コルチゾールの働き

セロトニンは、主に「落ち着き」「安らぎ」「楽観」「自信」といった気分に関与する。あなたが「すべてうまくいっている」ように感じているなら、脳内のセロトニンの量は申し分がないと考えていい。あなたが「このプロジェクトはきっと成功する」「就職の面接はうまくいく」「多大な努力は報われる」などと希望を抱いているなら、セロトニンの量はたぶん十分だ。

しかし、あなたが「気分の落ち込み」「不安」「絶望」「睡眠障害」「ネガティブ思考」「自信の欠如」などを抱えているなら、セロトニンが不足している可能性がある。

▽セロトニンが不足する → 体の痛みや精神的なつらさに弱くなる → 鎮痛剤、抗うつ剤、抗不安薬を服用する → ブレイン・フォグや性機能の低下に見舞われ、薬剤依存に繋がるおそれがある

ドーパミンは、「ワクワク感」「やる気」「元気」「快感」のもとになる化学物質だ。ドーパミンが働くことで、ジェットコースターに乗ったとき、大きな競争で勝ったとき、恋に落ち

たとき、買いものに浮かれているときに「興奮」や「とびきりの楽しさ」を味わえる。

あなたが「人生は興味深い」「人生って楽しい」と思えるなら、脳内のドーパミンの量は十分と考えていい。**ドーパミンが不足すると「無気力」や「倦怠感」に繋がり、「人生がおもしろくなくなった」と感じるようになる。**ドーパミンのバランスが悪くなると、集中することやじっくり考えること、衝動を抑えることも難しくなる。

ドーパミンのアンバランスは、コカイン中毒や買いもの中毒などの様々な「依存症」や「ADHD」と関係があることがわかっている。

▽ドーパミンのバランスが悪くなる　↓　「集中できない」「やる気が出ない」「退屈だ」と感じたり、「衝動」を覚えたりする　↓　危険な活動、カフェイン、精神刺激剤、アデロール（ADHDの治療薬）に手を出す　↓　ハイな気分からの急激な落ち込み、ブレイン・フォグ、無気力に見舞われ、薬剤依存に繋がるおそれがある

コルチゾールは、私たちの体が「全速力」へとギアチェンジするときに使うホルモンで、「ストレスホルモン」と呼ばれている。あなたに降りかかる大小様々な用事をすべてこなすには、少しばかり、コルチゾールを必要とする。しかし、コルチゾールの量が多くなり過ぎると、「疲労感」や「神経の高ぶり」を覚えることになる。あるいは、その両方に見舞われて、昼間はだるくてくたくたなのに、夜は不安で眠れないという状態に陥る。

脳内のコルチゾール量のバランスが崩れると、神経がピリピリして、ささいなことでかんしゃくを起こしたり、やる気が出ずに、1日中重い足を引きずったりする。たいていは、そうした「神経のピリピリ」と「やる気のなさ」の両方を体験する。

コルチゾールの量が、つねに多い状態になると、ドーパミンが減少し、セロトニンが脳の特定の領域と結びつくのが妨げられる。また、コルチゾールの量が多いときには、ニューロンの新生——新しい脳細胞の生成——が妨げられることもわかっている。

▽コルチゾールのバランスが悪くなる　↓　「疲労感」「神経の高ぶり」あるいはその両方を覚える　↓　カフェイン、睡眠補助薬、ときには抗うつ剤、抗不安薬に頼る　↓　ブレイン・フォグや、疲労感や不眠などの症状の悪化、性機能への副作用、不安、うつに見舞われ、薬剤依存に繋がるおそれがある

この3つの脳内化学物質のバランスを取り戻すことが、「気分」を改善する鍵となる。あなたが小さなストレスを抱えているのであれ、人生がつまらなくなったのであれ、大きな危機に直面しているのであれ、薬物治療をしているのであれ、あなたの「気分」の問題を解消するには、3つの脳内化学物質のバランスを取り戻す必要があるのだ。

この本で紹介する「3週間プログラム」も、まさにそれを目指している。このプログラムでは、「体」への対処法、「脳」への対処法、「心」への対処法を組み合わせて、3つの脳内化学物質のバランスを取り戻すことになる。

「脳内化学物質」が鍵を握る

最初に脳内化学物質に取り組むのは、じつはとても大事なことだ。セロトニンとドーパミン、コルチゾールのバランスが悪いあいだは、あなたの脳は本来の働きができない。バランスを整えない限り、世に出回っているどの「脳トレ」をしようが、心理療法を受けようが、ポジティブシンキングを学ぼうが、あなたの問題は解消しないのだ。

脳内化学物質のバランスを崩したまま、「頭の調子」や「気分」を改善しようとするのは、骨折したままの足で、マラソン大会に出ようとするようなものだ。足がそんな状態なら、ジムでトレーニングしても役に立たない。

骨折した足を治すには「治療」が必要だ。この本で紹介する「3週間プログラム」も「治療」だと考えてほしい。栄養不足で、働き過ぎた脳を「治療」するのだ。

「3週間プログラム」には、「体」への対処法、「脳」への対処法、「心」への対処法を組み込んでいる。その3つのどれもが、あなたの脳内化学物質に大きな効果をもたらすからだ。

このプログラムを通じて、あなたの脳が必要としているものを供給し、脳の働きの妨げになるものを取り除くことになる。驚くべきことだが、脳は適切な栄養とサポートを得たら、自ら脳内化学物質のバランスを取るように作られている。

しかし、**脳が必要としているものを得ていない場合は、あなたの人生に狂いが生じる**ことになる。脳が化学物質を生成するのを妨げられている場合も、同じことが起こるだろう。

「3週間プログラム」は、次の2つを指針としている。

①脳が必要としているものを供給する。
②脳がうまく働くのを妨げるものを取り除く。

脳が必要としているものと、脳がうまく働くのを妨げるものは、次の通りだ。

【脳が必要としているもの】

・適切な栄養素——ビタミン類、必須アミノ酸、体にいい脂肪など
・運動
・十分な睡眠
・規則的で健全なサーカディアンリズム（概日リズム、体内時計。明るくなると目が覚めて、暗くなると眠くなる生体リズムのこと）

・息抜きや疲労回復のための「活動休止時間」
・目的や意義
・スピリチュアルな取り組み
・自分よりも大きな存在との繋がり

【脳の働きを鈍らせるもの】

・砂糖、果糖ブドウ糖液糖（高フルクトース・コーンシロップ）、人工甘味料
・小麦粉の加工品
・体の内部に炎症を引き起こす食品（一般的な方法で飼育された家畜の肉、体に悪い脂肪類、様々な人工添加物や人工保存料）のとり過ぎ
・オメガ3脂肪酸と、オメガ6脂肪酸のアンバランス
・脳内に変化をもたらす物質――カフェイン、アルコール、快楽を得るための（医療用ではない）麻薬の過剰摂取
・様々な薬剤――不要な抗うつ剤、抗不安薬、ADHD治療用の精神刺激剤、睡眠補助薬、鎮痛薬など
・電子機器（パソコン、スマートフォン、テレビなど）の画面から出る「ブルーライト（青色光）」の浴び過ぎ

・1つのことに専念せずに、ソーシャルメディアのチェックや、メッセージやメールの送受信、ツイート、フェイスブックやインスタグラムへの投稿といった作業との「ながら作業」に明け暮れること
・目的や意義を感じない活動――それが、責任を伴う活動（仕事や家事など）であれ、娯楽的な活動（ショッピングやギャンブルなど）であれ――に、時間を使い過ぎること

あなたが、脳内化学物質のバランスを取るのに必要な栄養を供給していないなら、あなたは自ら、頭の調子と気分を悪化させているのだ。あなたが、脳が必要としている栄養を供給したら、頭の調子や気分は、すぐに快方に向かうことになる。

故障の原因をすべて把握しないと車は走らない

脳の健康状態のことをわかっていただくために、たとえ話をしてみよう。

あなたの車は、プッスンプッスンと音を立てながらノロノロ走り、今にも動かなくなりそうになっている。あなたは、その車で走るのをいつも心待ちにしていた昔を思い出す。あのころは、この車も調子よくビュンビュン走ったものだ。

ところが今では、スピードは出ないし、高速ギアにチェンジするたびに、ギシギシきしむ音がする。１km走るのでさえひと苦労する始末だ。原因は何だろう？

もしかしたら、ただのガス欠かもしれない。それなら話は簡単だ。ガソリンを入れれば、問題は解決する。しかし、トランスミッションに問題がある可能性もあるし、スムーズなギアチェンジに必要なオイルが足りないのかもしれない。あるいは、バッテリーが寿命に近づいているのかもしれないし、タイヤの空気が抜けているかもしれない。車を制御するコンピューターが正常に働いていない可能性もある。

こうした問題のどれか、あるいはすべてが、車が快調に走るのを妨げている可能性がある。問題をすべて点検し、解消しない限り、車は新品だったころのようには動かない。

あなたが脳の問題を抱えたときにも、同じことが言える。栄養、運動、睡眠、サーカディアンリズム、ストレス解消、目的や意義、スピリチュアルな取り組み……。**脳に本来の働きをしてもらうには、脳に必要なすべての要素を整える必要があるのだ。**

3週間の「ブレイン・フォグ治療プログラム」を通じ、脳の働きを妨げているものを取り除いて、脳に必要なものを供給し、自分の人生を本来のコースに戻してほしい。

このプログラムは、脳の健康を左右する3つの分野、気分・エネルギー・スピリットの改善に、毎週1つずつ取り組むように作られている。そうした各週の取り組みを、私は「革命」と呼んでいる。最初の7日間で「気分」を改善し、次の7日間で「エネルギー」を改善し、次の7日間で「スピリット」を改善するのだ。そうした取り組みを通じて、あなたの脳の霧を晴らすことになる。各週の取り組みの概要は、次のページにある表の通りだ。

21日でブレイン・フォグを消し去ろう

7日間「気分」革命

疲れ切った無気力な状態を脱して、元気で活動的になるために「適切な食べもの」を取り入れよう。認知行動療法を利用して、あなたの心理的な障壁を取り除こう。

7日間「エネルギー」革命

「睡眠」「サーカディアンリズム」「運動」「ニューロンの新生」を利用して、頭がぼんやりして、注意散漫な状態を脱し、鋭く、冴えた頭を取り戻そう。

7日間「スピリット」革命

自分よりも大きなものと繋がりを持って、人生の目的と喜びを見つけよう。

集中力、記憶力、喜びを取り戻そう

私は、人々の頭の調子と気分の改善を手助けすることに人生をささげている。そうするうちに、人々が集中力や記憶力、喜びを取り戻す方法がわかってきた。なかには、いくつもの面で根本的な改善が必要な人もいるし、考え方をちょっと変えるだけでいい人もいる。あるいは、問題への対応力を高める必要がある人もいれば、根深いセルフイメージを変える必要がある人もいる。**しかし、あなたの人生に妨げとなるものや必要なものが何であれ、脳内化学物質のバランスを整えることができなかったら、人生が狂うおそれがある。**

まずは、脳内化学物質のバランスを整えよう。そうすれば、もっといい判断ができるようになるし、人生をもっと楽しめるようになる。脳内化学物質のバランスを整えさえすれば、あなたの人生のすべての面が見違えるほどよくなるからだ。

たとえば「うつ」「不安」に別れを告げることができ、「ブレイン・フォグ」「もの忘れ」「注意散漫」「ストレス」も解消する。さらに「本当の自分」がどこかに消えた、集中できない、無感動な「抜け殻」になってしまったといった問題も解決するはずだ。

脳の本来の働きや、あなたが一生失ったままかもしれないと思っていた活力、喜び、生きがいを取り戻すことさえできる。あなたの脳が絶好調になれば、きっとあなたの人生はすばらしいものになる。

第2部

「脳」は
「食べもの」によって
作られる

第3章　炭水化物――血糖値の急上昇と急降下を招く

アニーは41歳の働くシングルマザー。太り過ぎで、標準体重を18～23kg超過している。そのことで、極度の不安に駆られていた。最初に私のところに来たときに、悩みごとのトップ3を尋ねたら、即座にこう答えた。

「まず、体重を落とせないのではないかと心配でなりません。それから、こんなに太っていては、彼氏が見つからないのではないかと不安です。そして、息子を育てなければならないのに、長期にわたって健康を保てるのかと不安でたまりません」

もちろん3つ目の悩みも、太り過ぎと関係している。

彼女は悪循環に陥っていた。不安に駆られているせいで、セロトニンの量が少なくなる。セロトニンの量が少ないために、「砂糖」や「小麦粉」でできた食品や、「フルーツジュース」を無性に口にしたくなる。甘いものを食べれば、一時的に幸せな気分になって、短期的には不安が和らぐが、長期的には不安や落ち込みがさらに強くなる。

アニーはすでに主治医から、太り過ぎのリスクを教えられていたので、数多くのダイエット食品を試した。しかし、どれも効果がなかった。多くのアメリカ人同様、彼女も食品メーカーの抜け目ない販売戦略に踊らされていた。

彼女の飲みものは、市販のペットボトル入りの緑色のジュースや、スーパーフード（ヘルシーで栄養価の高い食べもの）のザクロジュース。朝食は全粒・低脂肪シリアルで、トーストにするときには、精白食パンはやめて、全粒粉パンに低脂肪ピーナツバターを塗っている。間食は、ポテトチップスやチョコバーをやめて、果糖ブドウ糖液糖不使用の無添加グラノーラバーや、ダークチョコレートコーティングのアーモンドにした。

アニーは、自分が口にしているほぼすべての食べものの中に、血糖値スパイクやブレイン・フォグ、体重増加の元凶となる食品が含まれていることに気づいていなかった。その食品は「砂糖」と「小麦粉」だ。彼女が太り過ぎ、落ち込んでいるのも無理はない。

市販の緑色のジュースの原材料は、血糖値スパイクを引き起こす「リンゴ果汁」が大部分で、野菜の量はごく少ない。しかも、カロリーがコカ・コーラより高い。

同じことがザクロジュースにも言える。彼女が買っていたのはザクロ入りジュースで、原材料表示を見ると、最初の2つは「リンゴ果汁」と「ブドウ果汁」だった。

原材料名は、重量の割合が大きいものから表示されているのだが、その2つよりも高価で、品名の由来にもなっている体にいい「ザクロ果汁」は、なんと最後に記載されていた。

彼女が食べている全粒・低脂肪シリアルは、原材料表示の3番目が「砂糖」。無添加グラノーラバーは、2番目が「ブラウンシュガー」。ダークチョコレートコーティングのアーモンドも、2番目が「砂糖」。低脂肪ピーナツバターは、最初の2つが「果糖粉末」と「砂糖」だ。

また、全粒粉パンにも全粒の「小麦粉」と「果糖ブドウ糖液糖」が含まれていた。肝心の食物繊維はほとんど含まれていないし、グリセミック指数（GI値。食後血糖値の上昇度を示す指標）も、たいていの精白パンと変わりがない。

少量の小麦粉や砂糖を、ときどき口にする程度なら何も問題がない。だが、もしあなたがアニーや多くのアメリカ人と同じような食事をしているなら、食事や間食のたびに「血糖値スパイク」を引き起こす食品を口にしていることになる。

そうした食品が、あなたの「頭の調子」や「気分」に大きな影響を与えているのだ。

血糖値の急激な変動が脳内物質のバランスを崩す

「血糖（血液中のブドウ糖）」は、脳内化学物質に大きな影響を及ぼしている。食べものが脳の働きを左右し、記憶力や気分、集中力に、よくも悪くも影響を及ぼすことになるのだ。

私たちが食べるもの次第で、血糖を適度な値に保つこともできるし、血糖値の急上昇と急降下を招くこともある。後者の場合は、頭がぼんやりしたり、だるくなったり、不安やうつに見舞われるおそれがある。

じつは私たちは「血糖値の急上昇と急降下」を体験している場合が多い。その弊害は、私たちを太らせることだけではない。脳内化学物質のバランスを根本的に狂わせてもいる。

さらに、私たちの好ましくない食習慣は将来、認知症になるリスクも高めている。認知症は、慢性的な高血糖と関連していることが確認されている。

たいていの人は、食べ過ぎや不適切な食べものが、体重増加、ひいては肥満や心臓血管疾患に繋がることを知っている。だが、近年になって「うつ」や深刻な「ブレイン・フォグ」、さらには「認知症」や「アルツハイマー病」に繋がることが明らかになった。

私たちの食べものは、私たちの体型ばかりか「脳の働き」にも影響する。このことは、いくら強調しても足りないくらいだ。血糖が増えれば、「2型糖尿病」になるおそれがあり、「2型糖尿病」になったら、ここ10年ほどのあいだに研究者たちが「3型糖尿病（脳の糖尿病）」と呼ぶようになった「アルツハイマー病」になるおそれがあるのだ。

なぜ、血糖の増加が「アルツハイマー病」に繋がるかを説明しよう。私たちの体内では、「インスリン」が重要な働きをしている。インスリンは、血液中のブドウ糖を全身の細胞に供給し、細胞がそれをエネルギーとして利用する。

だが、私たちが過剰なブドウ糖を取り込んだら、インスリンも過剰に分泌《ぶんぴつ》される。実際、私たちの多くは、グリセミック指数の高い炭水化物食品（パン、パスタ、クッキー、キャンディーなど。そのほか、全粒の小麦粉で作られたパンや、グルテンフリーのピザ生地も含まれる）を食べ過ぎている。

グルテンは小麦粉や大麦、ライ麦などに含まれるタンパク質の一種で、「フリー」というからには、それらが使われていないのだが、炭水化物（糖質）は含まれたままなのでグリセミック指数は高い。ちなみに、過剰分のブドウ糖は、最終的には「脂肪」として私たちの体に蓄えられる。

「グリセミック指数」に注意せよ

「グリセミック指数（GI値）」とは、食品中の炭水化物（糖質）が血糖値をどのくらい上昇させるかを測定し、その値を食品ごとに相対的に示した数値のこと。グリセミック指数の高い食品（高GI食品）は、血糖値を大幅に上昇させ、低GI食品はそれほどでもない。

GIが55以下の食品は「低GI食品」に分類され、その中には、豆類、種子類（クルミ、ピスタチオ、ピーナッツなど）、イチゴなどが含まれる。GIが56〜69の食品は「中GI食品」に分類され、その中にはバスマティ米（インド原産の高級米）やバナナなどが含まれる。

しかし、私たちがよく口にしているのが、GI70以上の「高GI食品」だ。精白パン、白米、パスタ、クッキー、キャンディー、ケーキなどが含まれる。全粒の小麦粉で作られたパンも、ほとんどのものが「高GI食品」に入っている。

私たちが食べる「精製した炭水化物」が増えるにつれ、私たちの体は次々に分泌されるインスリンに反応しなくなり、細胞が血液中のブドウ糖を取り込まなくなる。こうした状態は「インスリン・レジスタンス（インスリン抵抗性）」と呼ばれている。この状態になると、血糖値が下がらなくなり、２型糖尿病を発症するおそれがある。

２型糖尿病を発症するのは、１型糖尿病（膵臓《すいぞう》がインスリンを作れなくなったために高血糖になる）と違って、生活習慣が原因だ。今のアメリカ人がファストフードや、でき合いの軽食を多用していることを思えば、過去40年で2型糖尿病患者が3倍に増えたのも無理はない。


さらに、高血糖は、私たちの脳の働きにも影響する。ここ10年ほどのあいだに「インスリン・レジスタンス」が、脳に悪影響を及ぼした事例を研究者たちが次々に発表している。だからこそ、アルツハイマー病が「３型糖尿病」と呼ばれるようになったのだ。

研究者たちのあいだでは、「インスリン・レジスタンス」と「脳機能の低下」に関連性があることは、かなり前から知られていた。日本の研究者が長期的な調査をおこなったところ、糖尿病患者グループは、血糖値が正常な人のグループに比べて、15年以内のアルツハイマー病発症率が75％高く、認知症の発症率も75％高くなったという。

また、糖尿病予備軍と言える「耐糖能異常（糖尿病と診断されるほどではないが、血糖値が正常より高い状態）」の人々のグループも、血糖値が正常な人のグループに比べて、認知症の発症率が35％高かったという。

別の研究者が、70〜78歳の２３００人の女性を対象にして、記憶力と知的機能のテストを実施した。その結果、糖尿病のない女性グループの得点率は、糖尿病の女性グループの２倍を超えたそうだ。また、糖尿病を抱えた期間が長い女性ほど、得点が低かったという。

糖尿病とアルツハイマー病は、身体的な症状まで似ているようだ。近年発表された論文によれば、2型糖尿病患者の膵臓にプラークが蓄積するさまは、アルツハイマー病患者の脳にプラーク（アミロイド斑）が沈着するさまと似ているのだという。

つまり、あなたが頻繁に血糖値スパイクを起こしているなら、体へのダメージと同じようなダメージを脳にも受けていているということだ。

食事のたびに体によくない炭水化物ばかり食べていたら、将来あなたは自分の家族が誰だかわからなくなるおそれがある。

そのほか、糖尿病ではないレベルの「高血糖」の人々を対象にした調査の結果も発表されている。ある調査では「高血糖」の人々は、記憶力テストの成績が悪かったという。

さらに、海馬《かいば》（脳の学習機能に関与する部位）が縮小していることも判明した。そのリスクは、炭酸飲料をガブ飲みするような人たちばかりが高いわけではなく、血糖値が平均よりも少し高い人たちも後年、脳が縮小するリスクがあるそうだ。

2013年には、約2000人を対象にした追跡調査の結果が発表され、注目を集めた。それによれば、血糖値が高い人ほど認知症になるリスクが高いという。

糖尿病を抱えていない「肥満」の人たちを対象にした調査もおこなわれ、「肥満」と「脳機能の障害」にも関連性があることがわかっている。また、認知症を発症するリスクは「糖尿病」だけではなく、「高血圧」にもあることが判明している。

栄養素を取り込めば脳がうまく働くわけではない

研究者たちは、近年発表された数多くの調査結果を踏まえて、糖尿病が原因でアルツハイマー病になるのではなく、表面的には異なる症状を見せる2つの病気が、まったく同じ原因（生活習慣）で発症すると考えるようになった。つまり、体がインスリンに自然に反応するのを妨げるような「食習慣」が原因だということだ。

糖尿病患者が増加しているのだから、アルツハイマー病患者が増加するのも無理はない。２０１３年の調査では、世界のアルツハイマー病の患者数は約４４００万人だった。この数字は前回の調査より17％増えている。患者数は、２０３０年には７６００万人、２０５０年には1億１５００万人に達すると予測されている。

私たちは、こうした数字を警鐘《けいしょう》と受け止めるべきだ。体と脳の両方を、悪い病気から守らなければならない時期が来ている。**現在では、人々の半数近くが、85歳までに、アルツハイマー病か、別のタイプの認知症を抱えるという。**その1人になるのを防ぐには、自分の食べものに注意を払うのが一番だ。

「高齢者の95％、および出産適齢期の女性の大半が、適切な量の葉酸を摂取していない」

この文を初めて目にしたときは、数字の大きさに心底驚いたものだ。

「葉酸」はビタミンB群の1つで、脳の健康に欠かせない栄養素だ。同じビタミンB群の

「ビタミンB_{12}」も、私たちのほとんどが足りていない。アルツハイマー病患者には「ビタミンB_{12}」が不足している人が多いとか、うつ病で入院している人の30％は「ビタミンB_{12}」が不足しているといった調査結果もある。

私たちの脳は「ビタミンB」が不足していると、気分や脳の働き、健康な睡眠を保つのに必要な脳内化学物質を十分に作れない。「ビタミンB」はドーパミンやセロトニンを作るときの「コファクター（補助因子）」、つまり食べものから取り込んだアミノ酸を、脳内化学物質に変えるのに必要な栄養素の1つなのだ（コファクターについては102ページに詳述）。

もし、あなたの食べものに「ビタミンB」「葉酸」「ビタミンD」「エイコサペンタエン酸（EPA）」「ドコサヘキサエン酸（DHA）」が十分に含まれていなかったら、確実に脳内化学物質がアンバランスになり、あなたは不安や疲労感、無感動、気分の落ち込みに見舞われ、たぶん睡眠障害も抱えることになる。

そして「ビタミンB」は、たくさんあるコファクターの1つに過ぎない。脳をうまく働かせるための鍵となる栄養素がいくつかある。それが何かを知ったら、あなたはその栄養素を十分に摂取する可能性が高くなるのではないだろうか。

しかし厄介なことに、栄養素はパズルのピースの1つでしかない。脳をうまく働かせるには運動も必要だし、適切な間隔での睡眠も必要だ。脳を休めることと脳を刺激することの両方が必要だし、継続的に学び、成長する機会や、生きる意義や生きがいも必要になる。

そうした重要なピースのどれか1つでも欠けたら、脳内化学物質のバランスが悪くなる。私たちは頭が回らなくなり、気分も落ち込む。その原因に気づくこともないだろう。

また、**食習慣の改善は、私たちが年を取るほど重要性が高まる。**それは、年を取るほど糖尿病になる確率が高くなるからでもあるが、私たちがかつてよりも長生きするようになったからでもある。そのこと自体は、すばらしい進歩だ。

しかし、長生きするということは、認知機能の低下や認知症のリスクを長期的に抱えるということだ。私たちは、そのリスクを減らすために、具体的な対策を講じる必要がある。

「高GI炭水化物」は脳にとってのコカイン

では、脳と血糖値の関係について説明しておこう。脳の細胞は、体のほかの部分の細胞の2倍のエネルギーを必要とする。脳にとって好ましいエネルギー源は、炭水化物（糖質）だ。私たちが疲れたり、頭がぼんやりしたら、チョコバーのような甘いものや、ポテトチップスのようなでんぷん質のものに手を伸ばしたくなるのはそのためだ。

ブドウ糖の多い食品は、消化吸収されるのが速く、すぐエネルギー源になる。私たちがそうした食品を食べれば、脳は渇望していたエネルギーを得るので、しばらくは、頭がすっきりして、集中したり、やる気が出たりする。

しばらく運動した後に「体」が水分を必要とするのと同じように、集中したり、働いたりしているときは、「脳」がエネルギーを高めるものを必要とする。炭水化物は「脳」と「体」、両方のエネルギーを高めるが、問題は、私たちが「高ＧＩ」と「低ＧＩ」、どちらの炭水化物を選ぶかだ。

次のような実験結果も報告されている。**高齢者たちがマッシュポテトとジュースの朝食をとり、20分後に記憶力テストを受けた。一方、もっと若い人たちは水だけを口にして、テストを受けた。テストの成績は、高齢者たちが25％上回ったという。**

マッシュポテトやジュースのような高ＧＩ食品は、短期的には記憶を助ける（それに何も食べないよりはマシだ）。だが、そうした朝食をとり続けていたら、「インスリン・レジスタンス」に陥るおそれがある。

炭水化物をとり過ぎると、血糖値が急上昇し、血糖値が急上昇したら、アドレナリンの働きが活発になる。アドレナリンの働きが活発になったら、子どもが「多動」になることがある。もちろん大人もだ。だが先ほどお伝えした通り、「高血糖」は「脳機能の低下」にも繋がるので、もっと深刻な事態に陥るおそれがある。

そして、ここが重要なのだが、脳の細胞はブドウ糖を蓄えることができない。血糖値が急上昇したら、その後は必ず急降下する。そうなったら、脳は以前にも増してエネルギーを渇望する。頭は以前にも増してぼんやりし、もの忘れがひどくなる。だから、ますます甘いものやカフェインが欲しくなる……。そんなわけで、あなたは脳に栄養を与えているつもりでも、脳の働きを妨げているだけかもしれないのだ。

白米やフルーツジュースに含まれているような「高GI炭水化物」は、あなたの脳に、コカインのように作用する。すぐに強烈な効果があるが、その後は短時間で効果がなくなる。炭水化物は健康に欠かせないものでもあるので、ゆっくりと持続的に燃焼するエネルギーをもたらす炭水化物をとる必要があるのだ。

安易に人工甘味料に切り替えるのはもっと危険！

こういう話をすると、たいていの人はこう言う。

「わかりました。大丈夫。血糖値スパイクを起こすと、太ったり、認知症に繋がったりするんですね。だったら、ダイエットコークに切り替えますよ！」

実際、多くのアメリカ人がこの切り替えを実行した。だが、砂糖の代わりに人工甘味料を使うのは、効果的な対処法ではない。とくに、脳に関しては効果がない。それを裏づける研究成果がたくさん発表されている。

2000人を対象とした調査では、ダイエット炭酸飲料を飲んでいる人のグループは、通常の炭酸飲料や砂糖入りのソフトドリンクを飲んでいる人のグループよりも、気分が落ち込んでいる人の割合が高かった。その原因の一端が、最近の研究で見えてきた。**人工甘味料は、腸内の善玉菌を減少させるおそれがあることがわかったのだ。**

このことは脳にも関係がある。腸内の細菌を健全な量に保つことが、「気分」と「認知機能」の両方に影響するからだ。体内のセロトニンは、大半が腸で作られている。だから、腸がダメージを受けたら、脳内の化学物質もバランスを崩すことになる。それを繰り返していたら、「気分」に深刻な悪影響を及ぼすことになるだろう。どうしても「甘味料」が欲しいなら、人工甘味料ではなく、植物由来の「ステビア甘味料」を使おう。

また、あなたが炭酸飲料より、コーヒーや紅茶のほうを好むなら、それはすばらしいことだ。とはいえ、それに加えるものには気をつけよう。いつもミルクや甘味料を加えているなら要注意。ミルクにも炭水化物（糖質）が含まれている。両方を加えたら、二重に血糖値を急上昇させるからだ（コーヒーや紅茶について、さらに詳しい情報は後述する）。

あなたがブレイン・フォグを治そうとしているなら、人工甘味料に頼るのはやめよう。それが大事なことは、どんなに強調しても足りないくらいだ。

確かに人工甘味料を使えば、カロリーを少々抑えられるだろう。でも、脳がうまく働くのに必要な栄養は得られない。脳に、ブドウ糖をゆっくりと着実に供給するのが正解なのだ。そのためのブドウ糖は、炭水化物を含む食べものから得ればいい。

だからと言って、食事のたびにジャガイモを食べる必要はない。というのも、おそらくあなたが「炭水化物」と思っていない食べものから、すでに炭水化物を得ているからだ。私たちが「タンパク源」とみなしている食品の多くに、じつは炭水化物が含まれている。豆類にも含まれているし、牛乳にも含まれている。私たちは、牛乳を飲むたびに、タンパク質や脂肪に加えて、炭水化物も取り込んでいるのだ。

脳内化学物質を整え、認知症を寄せつけないようにするための鍵は、炭水化物の摂取量を制限する、あるいは、血糖値スパイクを引き起こす「高GI炭水化物」を「複合炭水化物（玄米、大麦、果物など）」に切り替えることだ。その第一歩として、「小麦粉」と「砂糖」の摂取を減らすことをお勧めする。

まずはいつも食べている食品を1つ置き換える

そうした「高GI炭水化物」は、じつに多くの食品に含まれている。炭水化物とは無縁に見える食品にまで含まれている。

食品メーカーは、サラダドレッシングなどの脂肪食品に砂糖を混ぜている。肉にパン粉や砂糖入りのソースをつけている。昔は砂糖を入れなかったコーヒーのような飲みものに、砂糖を入れている。食品メーカーがそういうことをするのは、そうした食品が売れるからだ。だから、メーカーばかりを責めるわけにはいかないが、そうした食品が増えるほど、私たちが入手しやすくなるという悪循環に陥っている。

小麦粉と砂糖の摂取を大幅に減らしたら、同時に血糖値スパイクを減らせるし、その代わりに野菜や豆類、魚を食べるようになれば、抗炎症食品の摂取を増やせることになる。

小麦粉と砂糖を多く含む食品を、もっと健康的な食品に切り替えるのは、それほど難しいことではない。いつもの精白パン（あるいは全粒粉パン）の代わりに、小麦粉ゼロの「発芽穀物パン」を試してみよう。あるいは、ライスやパスタを食べる代わりに、お好きな野菜に炊いた「発芽大麦」を混ぜて食べてみるのもいい。

こうした切り替えをお勧めするのには、2つの理由がある。

1つには、切り替えることで「グリセミック負荷（グリセミック指数に炭水化物の重量をかけた値）」を大幅に下げられるからだ。たとえば、精白パンやほとんどの全粒粉パンは、グリセミック指数が「70」を超えている。でも「発芽穀物パン」は「30」なのだ。**単純な切り替えを1つおこなうだけで、血糖値スパイクを少なくとも半分は減らすことができる。**その過程で、頭の調子や気分も改善することになる。その上、体重を減らす効果もある。

もう1つの理由は、ゆっくり燃焼する炭水化物には、「トリプトファン」などのアミノ酸も含まれているということだ。「トリプトファン」は、セロトニンの前駆体（化学反応によって生成される物質の前の段階にある物質のこと）になる。

さらに、そうした炭水化物には、「トリプトファン」が脳内に入るのを助ける働きもある。脳の血管には「血液脳関門」と呼ばれる門番役がついていて、必要な栄養素だけに「通行許可」を与え、血液中の有害な物質が脳組織に入り込むのを防いでいる。

「血液脳関門」では、「トランスポーター」と呼ばれる運び屋が、「トリプトファン」やほかのアミノ酸を識別している。炭水化物がゆっくり燃焼する場合は、血液の中に「トリプトファン」が長く存在するので、トランスポーターはより多くの「トリプトファン」を識別し、脳組織へ通過させることになるのだ。脳組織に入る「トリプトファン」が多いほど、あなたの「気分」が改善することになる。

反対に、私たちが「トリプトファン」を十分に摂取しなかったら、脳は不安を和らげ、気分を高める「セロトニン」を十分に作れない。だから、ベジタリアンは注意が必要だ。ベジタリアンには、「トリプトファン」が不足している人が多いのだ。

ベジタリアンは、この大事なアミノ酸を十分に摂取することを心がけよう。ゴマ、ヒマワリの種、バナナには、トリプトファンが多く含まれている。

「セロトニン」が十分に作られていないとき、無性に食べたくなるものが炭水化物だ。炭水化物の加工品は、脳内に大量のセロトニンを生み出すが、それはコカインが大量のドーパミンを生み出すのと同じこと。あなたの脳に、健康的な食品を通じて十分なセロトニンが供給されていないなら、結局は不健康な食品がその穴埋めをすることになる。でも幸いながら、脳にダメージを与える炭水化物は、健全な炭水化物に簡単に置き換えることができる。

「血糖値スパイク」を防ぐ5つの提案

「血糖値スパイク」がブレイン・フォグ、ひいては認知症を引き起こすおそれがあることはもうわかっていただけたと思うので、次は「複合炭水化物」を少量ずつ、着実に摂取する方法を説明しよう。それは、加工されたフルーツジュースを、果物や野菜をそのまま使ったスムージーに切り替えるといったことでも可能だ。

第15章でご紹介する「7日間『気分』革命」に取り組んだら、あなたはそうした健康的な代替食品を毎日の食事に取り入れることになる。その結果として、「気分」を大幅に改善できるというわけだ。

血糖値を正常に保つことは体にいいだけではなく、同じくらい脳にもいい。血糖値スパイクを最低限に抑える食品を、次のページからいくつか紹介しよう。どれも、あなたの食生活に簡単に取り入れられるものばかりだ。こうした食品を定期的にとることをお勧めする。

「3週間プログラム」の開始前であっても、とり始めよう。

ところで、あなたが「7日間『気分』革命」プログラムを終えたら、その後は「80対20のルール」を使っていただくことになる。**このルールは、毎回の食事のうち、80%の回で脳の健康に役立つものを食べ、それ以外の20%の回は、ちょっと羽を伸ばす（ただし常識的な範囲で）ということだ。**

というのも、誰にでも旅行や記念日など特別な時間がある。そういうときには、パスタを食べたくなったり、ピザをちょっと多めに食べたくなったりするからだ。ときどき好きなようにするのは、よしとしよう。

1　シナモン

コーヒーに砂糖を入れる代わりに、シナモンを振りかけよう。そうすることで、血糖値スパイクを防ぐことができる。また、砂糖は炎症を引き起こすが、シナモンには抗炎症作用や、抗酸化作用（活性酸素の働きや増加を抑える作用）がある。

2　生野菜や軽くゆでた野菜

野菜に含まれる「食物繊維」には、血糖値の急上昇を抑える力がある。しかしその力は、野菜のゆで時間が長くなるほど低下する。食物繊維をとることで、炭水化物が生み出す血糖値スパイクのいくつかを最小限に抑えることができる。とくに、炭水化物を食べる前に野菜を食べたときには、その効果が期待できる。

3　酢

酢は、パンやパスタのでんぷんが糖類に変わるのを防ぎ、血糖値の上昇を抑えることがわかっている。あなたの血糖値を楽に下げる方法を紹介しよう。市販のサラダドレッシング（砂糖入りが多い）を、酢とオリーブオイルで作ったシンプルなドレッシングに切り替えればいいのだ。

4　お茶

お茶には、腸が吸収するブドウ糖の量を減らす作用があるので、血糖値スパイクを防ぐ効果がある。だから、昼食時に、砂糖を入れていないアイスティーを飲もう。実験では、数種類のお茶の中で、そうした効果が最も高かったのは「紅茶」だった。ちなみに、2番目が「白茶（中国茶の一種）」だったというが、もし手に入れることができるなら、「白茶」はカフェインの含有量が少ないので、夕食時の飲みものにぴったりではないだろうか。

5　赤ワイン

赤ワインには、腸がブドウ糖を吸収するのを妨げ、肝臓のブドウ糖の生産を減少させる作用がある。実験では、ブドウ糖の吸収を妨げる効果は、白ワインよりも赤ワインのほうが高かったという。そうした作用があるので、アルコール依存症や飲酒に関する問題を抱えていない人なら、夕食時の1杯の赤ワインで、血糖値スパイクを防げる可能性がある。これについては、第6章でくわしく説明しよう。

第4章 脂肪――いい脂肪もあれば、悪い脂肪もある

ジェレミーは50代前半の多忙な起業家。少し前に離婚し、仕事のストレスや健康問題に悩んでいた。週末にしか子どもたちに会ってあげられないという罪悪感にも苦しんでいた。

彼は私と一緒に、いくつかの認知行動療法の手法（その内容については第14章で説明している）に取り組んだ。食べものにも少し修正を加え、成果をあげた。それについては、彼自身、驚いたという。

ジェレミーは適切なものを食べていると思い込んでいたのだ。ドレッシングは、低脂肪の「バルサミコ酢ドレッシング」を使い、「グリルドチキン」をたっぷり食べ、苦手な「チアシードドリンク」も、なんとか週に1度は飲むようにし、月に何度かは低脂肪の「ツナサラダ」を小麦パンにのせて食べた。

だが、彼の言う「ヘルシーな食事」――とりわけ「脂肪」の選びかた――には、アメリカ人の食事によく見られる「落とし穴」が潜んでいた。**つまり、彼は「オメガ6脂肪酸」をとり過ぎ、「オメガ3脂肪酸」を十分にとっていなかったのだ。**

ジェレミーの使っている低脂肪、低カロリーのバルサミコ酢ドレッシングは、大手食品メーカーの製品で、オリーブオイルはまったく使われていない。代わりに、メーカーにとって

は安上がりで、私たちにとってはありがたくない「大豆油」を使っている。彼が昼食によく食べに行くというグリルドチキンにも、炎症を促す「オメガ6脂肪酸」が多く含まれていた。

しかし、彼の体に必要なのは「オメガ3脂肪酸」だった。オメガ3脂肪酸の「α-リノレン酸（ALA）」を取り込んで、それを頭の調子を改善する「ドコサヘキサエン酸（DHA）」や、気分を改善する「エイコサペンタエン酸（EPA）」に転換する必要があったのだ。EPAもDHAも、オメガ3脂肪酸の一種だ。その転換にチアシードドリンクが多少は役に立つとはいえ、彼の体に本当に役立つ栄養素は、まったく足りていなかった。

ときどき食べているというツナサラダにも、DHAはたいして含まれていない。しかも、ツナ（ビンナガマグロ）には、かなりの水銀が含まれている。彼のお気に入りの低脂肪マヨネーズにも「大豆油」が使われていたし、小麦パンに至っては有害な「硬化油（水素を添加して固形にした油）」が含まれていた。

私は、ジェレミーが食べものを切り替える手助けをした。そのうち、彼の「気分」が改善し、いつのまにか、人生のつらかったできごとも、うまく乗り切れるようになった。抗炎症作用のあるヘルシーな脂肪のほうが味もよいというのも、彼にとってうれしい驚きだった。

「バルサミコ酢ドレッシング」は、オリーブオイルとバルサミコ酢だけのドレッシングに切り替えた。オリーブオイルのような体にいい油を使ったドレッシングは、低カロリーの砂糖入りドレッシングよりも満腹感をもたらす。

ジェレミーは、体にいいものを食べるようになったことで、「ダイエット食品」を食べていたころより、食事で満足感も得られるようになった。

もちろん食べものは、彼の頭の調子や気分が改善したいくつもの要因の1つでしかない。彼は子どもたちとの関係改善に取り組んだし、結婚生活をうまく続けられなかった自分を許そうと努めた。自分でコントロールできる問題だけに目を向けたことで、コントロールできない問題を受け入れられるようにもなった。

低水銀のシーフードをもっと食べよう！

糖分が多く、食物繊維の少ない、加工された「炭水化物」は、血糖値スパイクを引き起こし、ブレイン・フォグやうつのリスクを高めるが、複雑に絡み合うリスク要因の1つでしかない。私たちは「脂肪」も考慮に入れる必要があるのだ。脂肪には、頭の調子や気分を大幅に改善するものもあれば、悪化させるものもある。

ヘルシーな脂肪食品――オリーブオイルなどの「一価不飽和脂肪酸」を含む油脂や、シーフードなどの「オメガ3脂肪酸」を多く含む食品――は、私たちの脳の健康に大きく貢献する。脳の成長にも不可欠だ。２０１４年、アメリカ食品医薬品局（ＦＤＡ）は「妊婦と幼児への提言」を改訂し、週に2、3回は、低水銀のシーフードを食べることを勧めている。

年齢に関係なく、誰もがヘルシーな脂肪食品を定期的に食べたほうがいい。**長期的な追跡調査によれば、ヘルシーな脂肪食品を摂取していた人のグループは、そうではない人のグループに比べて、認知機能障害の発症率が42％も低かったという。**

だから「脂肪は敵だ」という古い考えは捨ててしまおう。脂肪は、脳の健康改善に欠かせない栄養素の1つなのだ。たぶん私たちの大半が、脂肪を控えるのではなく、いい脂肪の摂取を増やす必要がある。だが困ったことに、食品ラベルを見ただけでは「いい脂肪」と「悪い脂肪」を判別しにくい。炎症を抑える「オメガ3脂肪酸」や、炎症を促す「オメガ6脂肪酸」が、どのくらい含まれているかといった肝心な情報が抜けているのだ。

脂肪についての基本的な情報は、脳の長期的な健康に欠かせない。では、これから「オメガ3脂肪酸」や「オメガ6脂肪酸」についての情報をお伝えしよう。

脳に「オメガ3脂肪酸」が必要な理由

脳に一番いい脂肪は、間違いなく「オメガ3脂肪酸」だ。すでに説明した通り、認知機能を維持し、気分の落ち込みやストレス、不安を解消するには、炎症を防ぐ必要がある。

オメガ3脂肪酸は、炎症を防ぐのに役立つ。心臓疾患や関節炎などの慢性疾患を発症するリスクも減らし、癌《がん》細胞が生き延びるのを妨げることもできる。オメガ3脂肪酸は「認知」と「行動」の両方にプラスになり、免疫機能や細胞の成長に関与するホルモンを作るのに欠かせない成分でもある。

また、オメガ3脂肪酸は「必須脂肪酸」とみなされている。必須脂肪酸というのは、体が必要としているのに、体内で作ることができない脂肪酸のことだ。つまり私たちは、食べものを通じてオメガ３脂肪酸を取り込むしかない。だからこそ、日々の食事の中で、このすばらしい脂肪酸を、できるだけ頻繁に摂取する必要があるのだ。

オメガ３脂肪酸には、いくつかの種類がある。その中で、脳の健康にとくに大事なのは「ＤＨＡ」と「ＥＰＡ」だ。ＤＨＡは主に「認知」に関与し、ＥＰＡは主に「気分」に関与する。脳をベストの状態に保つには両方が必要だが、私たちはどちらも十分に取り込んでいない。

アメリカの「避けることができる死因」トップ10の中に「喫煙」「肥満」「運動不足」などとともに、「オメガ3脂肪酸不足」も入っている。「オメガ３脂肪酸不足」は、喫煙や食べ過ぎと同様、死にいたる病気に繋がるというわけだ。

では「ＤＨＡ」と「ＥＰＡ」に「α-リノレン酸（ＡＬＡ）」を加えた3種類のオメガ３脂肪酸について知っておこう。種類によって、体や脳への作用に違いがある。

ALAは、ベジタリアンにとっての「オメガ3脂肪酸」供給源になる。オメガ３の油を使った「オメガ３パスタ」「亜麻仁《アマニ》（フラックスシード。亜麻の種子）」「キャノーラ油」などからＡＬＡを摂取できる。

だが、困ったことがある。ALAから最大の効果を得るには、私たちの体がALAをDHAやEPAに変換する必要があるのだ。ところが、私たちの体は、その「変換」があまり得意ではない。とくに男性は不得意であり、若い男性の場合、EPAに変換されるのは、ALAのわずか8%、DHAに至っては0〜4%しか変換されない。

若い女性の場合、ALAの変換率はEPAが21%、DHAが9%だ。女性はDHAやEPAを、男性の2倍は取り込んでいる。それは、女性のほうが女性ホルモン「エストロゲン」の分泌量が多いからかもしれない。妊娠中はエストロゲンの分泌量が増加し、胎児は脳の成長に不可欠なDHAをたくさん取り込むことができる。

しかし、更年期（閉経期）以降は、分泌量が激減する。高齢の女性は、ALAを変換しなくても済むように、DHAやEPAを直接摂取することに努める必要がある。

また、ALAにも炎症を抑える作用はあるが、シーフードに含まれるEPAやDHAを直接取り込んだほうが、抗炎症効果がはるかに高い。

ヴィーガン（動物性のものを一切とらない完全菜食主義者）の多くは、DHAが欠乏している。DHAのサプリメントの中には、魚油の代わりに藻類を使ったものもあるので、ヴィーガンもそれを使えば、DHAを補うことができる。

DHAは、「オメガ3脂肪酸」の1つで、あなたの脳の機能を高める。「魚」「海藻」「DHA強化牛乳」から摂取できる。DHAは「認知」に関与し、IQ値を高めたり、ニューロンの新生を促したりする。

とくに成長中の脳には欠かせない。妊娠中の女性や幼児がＤＨＡをたくさん摂取したほうがいいのは、それが理由だ。

ＤＨＡはブレイン・フォグや認知症、アルツハイマー病の予防にも欠かせない。実際、高齢者を対象にした大規模な追跡調査では、血中のＤＨＡ濃度が最も高かった（週に３回魚を食べていた）人のグループは、血中のＤＨＡ濃度がより低い人のグループに比べて、認知症の発症率が47％低く、アルツハイマー病の発症率も39％低かった。

なぜ魚をたくさん食べる人は機嫌がいいのか？

ＥＰＡは、「オメガ３脂肪酸」の１つで、あなたの気分を高める。ＤＨＡと同様、主に「シーフード」から摂取することになる。また、シーフードのほとんどがＥＰＡよりもＤＨＡを多く含むが、ＥＰＡのほうが多いもののもいくつかある。

調査によれば、血中のオメガ３脂肪酸の濃度が低い人のグループは、うつ状態に陥った人やＡＤＨＤと診断された人の割合が高かったという。脳内のＥＰＡの量を増やすことが、気分の改善やうつの予防、不安の緩和に繋がることもわかっている。魚をたくさん食べる人たちは機嫌がいいことを示す調査結果もある。

別の大規模な追跡調査でも、魚油由来のオメガ３サプリメントを飲んでいる人たちは、飲んでいない人たちに比べて、うつ病の症状を示した人の割合が約30％少ないという結果が出ている。DHAよりEPAを多く含む魚油由来のサプリメントを飲むことで、不安やうつの症状を大幅に緩和できるようだ。

試験続きでストレスがたまった医学生たちを被験者にした興味深い実験がおこなわれた。オメガ3のサプリメントを飲んだ医学生グループは、不安症状の20％が改善し、炎症も緩和したそうだ。

ちなみに、もしあなたが、うつや不安に苦しんでいるなら、医師か精神科医のところに行き、EPAを多く含むオメガ3サプリメントが、あなたに役立つかどうか聞いてみよう。オメガ3サプリメントのほとんどは、EPAとDHAの割合が「1対1」になっているが、およそ「7対1」のものが気分を改善できることを、数多くのデータが裏づけている。

気分の改善には、EPAのみでDHAをまったく含まないサプリメントのほうがさらに効果がある可能性もあり、今後の研究が待たれる。**うつや不安に見舞われている人々にとって、高EPAのサプリメントは、処方薬の効果的な代替品になるだろう。**副作用の多い処方薬と違って、魚油由来のサプリメントには、健康へのメリットがいくつもあるからだ。

「オメガ6」と「オメガ3」の割合を意識しよう

たいていの人は、オメガ3脂肪酸もビタミンCやカルシウムのようなもので、1日の栄養所要量を摂取すれば、それでいいと思っているのではないだろうか。ところが、それだけでは不十分なのだ。**オメガ3脂肪酸が効果を発揮するには、「オメガ6脂肪酸」を最低限に抑える必要がある。**

オメガ6脂肪酸は炎症を促し、いくつかの深刻な健康問題のリスクを高める。ただし、オメガ6脂肪酸も「必須脂肪酸」であり、体内では作れず、食べものから摂取する必要がある。

問題は、現代人の食べものに、あまりにも多くのオメガ6脂肪酸が含まれていることだ。とくにオメガ3脂肪酸と比べたら多過ぎる。

たとえば、オメガ6脂肪酸は多くの加工食品や、大豆油などの精製された植物油（「精製」は不純物を除去する工程のこと。精製されていない植物油には「バージン・オリーブオイル」「焙煎ゴマ油」などがある）に含まれている。大豆油は、世の中のほとんどすべての加工食品に使われていると言っていい。

オメガ6脂肪酸とオメガ3脂肪酸は、体や脳の中で、補完的な働きをしている。オメガ6脂肪酸が炎症を促し、オメガ3脂肪酸が炎症を抑える。おそらく人間は、その2つを「1対1」の割合で摂取しながら進化した。

だが現代では、オメガ6脂肪酸とオメガ3脂肪酸の理想的な割合は、およそ「2対1」になった。

さらに近年、オメガ6脂肪酸の割合が急増している。工場で飼育された家畜の食品や、大量の加工スナック菓子を食べ、魚をあまり食べないからだろう。

アメリカ人の大半は、オメガ3脂肪酸の10〜25倍のオメガ6脂肪酸を摂取している。こうしたアンバランスが、炎症の増加、うつや不安の増加、ブレイン・フォグの増加に繋がっている可能性がある。この2つの脂肪酸のバランスを整えることが、頭の調子と気分を改善するための重要な1歩となる。

「オメガ3脂肪酸」の割合を高める簡単な方法

では、オメガ3脂肪酸の摂取量を増やすには、どうしたらいいだろうか。簡単に言えば、一にも二にも「魚を食べること」だ。**適切な種類のシーフードを食べること以上に、脳にいいことは、たぶんない。**

数百人の男性を10年間追跡調査したところ、魚を食べなかった男性グループは、定期的に食べていた男性グループに比べて、認知機能が低下した人の割合が4倍にのぼったという。同じ調査で、魚に含まれるDHAが、アルツハイマー病の特徴である脳のプラークを減少させることもわかった。

あるいは、オメガ3脂肪酸をサプリメントで補給してもいいだろう。だが、それだけでは済まない。**健康への最大の効果を得るには、実際の魚も定期的に食べたほうがいい。**

魚には「セレン」「亜鉛」「鉄」といった、オメガ3脂肪酸の効果を最大に高めるのに役立つコファクター（詳細は102ページを参照）が含まれているからだ。

また、そうした栄養素自体にも、脳を守る作用がある。たとえば、セレンは「認知」と「気分」の両方を改善し、「産後うつ」を防ぐのに役立つことがわかっている。セレンが欠乏した場合も、認知機能の低下に繋がるという。

魚好きな日本人が水銀を気にしない理由

しかし、魚なら何でもいいわけではない。なかには、オメガ6脂肪酸がうそみたいに多い魚もある。たとえば養殖の魚は、オメガ6脂肪酸の多いエサを与えられているため、私たちの脳が切に必要としているオメガ3の供給源にはならないこともある。

どれほど水銀に汚染されているかということも、魚を選ぶときの判断材料になる。水銀の毒性が、記憶喪失やうつに繋がるおそれがあるからだ。成長中の脳は、水銀の影響をとくに受けやすい。母親の体内の水銀備蓄量が多いほど、生まれた子どもの認知力テストの点数が低いという調査結果もある。

私たちは、主に魚を通じて水銀を備蓄する。それでも、魚を回避すべきではない。魚は脳に最高にいい食べものの1つなのだ。実際、母親の魚の摂取量が多く、かつ水銀備蓄量が少ないほど、生まれた子どもの認知能力が高いという調査結果もある。

大事なのは、オメガ3脂肪酸を最も多く含み、毒素の含有量が最も少ない魚を選ぶことだ。**一般的な目安を言えば、養殖ものより天然ものを選んだほうがいい。**

また、エビやホタテ貝は、サケやイワシほど大量のオメガ3脂肪酸を含むわけではないが、まずまずのオメガ3供給源になり、毒物の含有量もかなり少ない。ニジマス、カキ、ムール貝もお勧めできる。

反対に避けたほうがいい魚は、コイ、サバ、アマダイ、そしてライトツナの缶詰やマグロのステーキなどだ。

ところで、日本人は魚好きだが、彼らは水銀についてはそれほど心配していない。理由は簡単。日本人は魚を食べるときに、お茶を飲むことが多いからだ。緑茶や紅茶、ブラックコーヒーには、水銀の蓄積を50％以上も防ぐ働きがある。

このことは、スシを食べるときなどにはとくに大事だ。生の魚は火を通したものより、水銀が体に吸収されやすいからだ。

もう1つの選択肢は「オリーブオイル」

オメガ3脂肪酸からもわかるように、「脂肪」自体は決して悪いものではない。「コレステロール」についても同じことが言える。実際、男女どちらを対象にした調査でも、コレステロール値が低過ぎると「うつ」のリスクが高まることが確認されている。

ただし、コレステロール値だけではなく、コレステロールの種類も考慮に入れる必要がある。「悪玉コレステロール」は、脳のアミロイド斑（アルツハイマー病の特徴）と関連があることが確認されている。

悪玉コレステロールは、「飽和脂肪酸（肉類の脂肪や乳製品の脂肪に多く含まれる）」や「トランス脂肪酸」に含まれている。コレステロールの中でも最悪なのが「オキシステロール」だ。これは、揚げものや硬化油の一部に含まれている。

一方の「一価不飽和脂肪酸」には、善玉のＨＤＬコレステロールは減らさずに、悪玉のＬＤＬコレステロールを減らす作用がある。だから私たちは「飽和脂肪酸」の摂取を減らし、「一価不飽和脂肪酸」の摂取を増やす必要がある。

食品の中で「一価不飽和脂肪酸」の最高の供給源となるのが「オリーブオイル」だ。頭の調子や気分を改善するには、サラダドレッシングにはエクストラバージンオリーブオイル（オリーブの果実をしぼってろ過しただけで、化学的処理を一切おこなっていないオリーブオイル）、加熱調理にはオリーブオイルを使うのが一番いい。というのも、バージンオイルは高温では、バージンではないオリーブオイルほど安定しないからだ。

オリーブオイルには、アルツハイマー病やうつの予防効果がある「ポリフェノール」をはじめ、抗炎症作用のある成分も数多く含まれている。さらに、一価不飽和脂肪酸の「オレイン酸」も高濃度で含まれているのだ。

1日の食事の中でオリーブオイルをたくさんとるには、朝食ではトースト（小麦粉を使っていないパン）にオリーブオイルを塗り、昼食ではサラダにスプーン1杯のオリーブオイルをかけ、夕食では天然のサケをオリーブオイルで焼くといいだろう。

オリーブオイルは、脳に信じられないほど貢献する食材だ。大規模な調査では、加熱調理とドレッシングの両方にオリーブオイルを使っていた人たちは、認知テストの成績が調査の参加者たちの中で一番よく、どちらか一方に使っていた人たちを上回ったという。そのくらいオリーブオイルを「徹底して」使っていた人たちは、脳卒中の発症率も41％低かった。また、オリーブオイルを魚や野菜と一緒に使っていた人たちは、軽度認知障害の発症率が低く、軽度認知障害からアルツハイマー病への移行率も低かったという調査結果もある。

さらに、オリーブオイルは気分の改善にも役立つ。オリーブオイルをふんだんに使う「地中海食（野菜、豆類、果物、穀物、シーフードを多く、畜産物は少なめに摂取し、オリーブオイルからオメガ3不飽和脂肪酸を多くとり、食事中に適量の赤ワインを口にする食事）」に、うつを予防する効果があることがわかっている。

一方、トランス脂肪酸を多く摂取していた人のグループは、オリーブオイルやナッツ類、魚などからヘルシーな脂肪をたくさん摂取していた人のグループに比べて、うつになった人の割合が48％高かったという。

オリーブオイルを切らしていたら、キャノーラ油が2番目の選択肢になる。キャノーラ油は、脂肪成分がオリーブオイルに近いからだ。一方、大豆油の摂取は最小限に抑えるか、完全にやめたほうがいい。なぜなら、私たちはすでに大量の大豆油を摂取しているからだ。

あなたの家の冷蔵庫にも、市販のドレッシングやマヨネーズが入っているのではないだろうか。そうしたものの多くに大豆油が含まれている。ラベルの原材料名を見てみよう。あなたが大量の大豆油を摂取していることに納得していただけただろうか？

大豆油が問題なのは、一価不飽和脂肪酸より多価不飽和脂肪酸のほうが多いからだ。しかも、オメガ6脂肪酸も多い。大豆油を減らしたら、オメガ3脂肪酸との適切な割合を取り戻すのにおおいに役立つことになる。

お勧めの食品については、後述する「7日間『気分』革命」の項をご参照のこと。自分では適切な脂肪食品を使っていると思っていても、大豆油入りの食品をやめてオリーブオイルを使うとか、いつものツナサンドを天然サーモンサラダのサンドイッチにするといった簡単な切り替えをしてみよう。「気分」が大幅に改善して、自分自身にびっくりするはずだ。

第5章

タンパク質——意外に難しい「上手な取り込み方」

ケイトリンは、30代前半のすらりとした女性。ファッション業界で働いている。自分は「とてもヘルシーな生活を送っている」と信じていた。彼女も、アメリカの多くの女性同様、食品業界がさかんにあおっている「高タンパクダイエット」を受け入れていた。

このダイエットでは、脂肪や炭水化物を多く含む食品を断つことになっている。彼女の食事のほとんどが、スキムミルクを加えたプロテインシェイク、高タンパクの大豆食品、卵、グリルドチキンのサラダが中心だった。私のところにやってきたのは「最近、やたらにイライラしたり、不安になったりし、その原因もわからない」からだった。彼女は、スリムな体型を維持しながら、気分を改善させることを望んでいた。

「高タンパクダイエット」は、ヘルシーなダイエットの部類に入るだろうが、気分を改善したいなら、質のいいタンパク質をとる必要がある。だが困ったことに、食品の栄養成分の表示には、オメガ3脂肪酸やオメガ6脂肪酸は記載されていない。炎症、不安、うつを和らげるには、オメガ3脂肪酸を十分に摂取する必要がある。

グリルした鶏胸肉は、やせるのには役立つかもしれないが、それがノンオーガニックの鶏肉だったら、オメガ6脂肪酸を多く含み、オメガ3脂肪酸は少ない。**体重増加を防ぎつつ気**

分を改善するには、オーガニックチキンの胸肉、天然のサケ、クルミを食べたほうがいい。

そこでケイトリンには、食べものの切り替えに取り組んでもらった。

私が最も強く勧めたのは、脂肪ゼロのスキムミルクを「低脂肪のオーガニックミルク」に切り替えることだ。そうすれば、不安を和らげる「オメガ3脂肪酸」の摂取を増やすことができる。カロリーも多くとることになるが、そのほうが満腹感を覚えるし、腹もちもいい。この簡単な切り替えによって、脂溶性《しようせい》ビタミンである「ビタミンD」を吸収しやすくなり、ひいてはエネルギーレベルが高まることになる。

彼女には、それまで食べていた別のタンパク食品についても、オーガニックの動物性タンパク食品や危険のないシーフードに切り替えるよう勧めた。そうすることで、気分を改善するオメガ3脂肪酸を増やし、炎症を促すオメガ6脂肪酸を減らすことができる。

ケイトリンは、安価な「ソイバーガー（大豆のパティを挟んだもの）」を、カロリーのやや高い「ブラックビーン（黒豆）バーガー」に切り替え、草で育てられた牛の肉を使った「ビーフバーガー」も、ときどき食べるようになった。さらに、危険のないシーフード料理を、1日1品食べることにも取り組んだ。彼女は、**低カロリーや低糖質の食品のほうがヘルシーだとは限らない**ことを、少しずつ理解できるようになった。

私は、ケイトリンの食べものにさらに炭水化物を増やしたかったので、豆類や果物、オーガニックの乳製品、ヘルシーな穀物をとるよう勧めた。こうした食品に含まれるヘルシーな炭水化物は、セロトニンの量を増やし、不安をさらに和らげることになる。

やがて彼女は、悪いイメージがあった炭水化物も、それ自体は悪いものではなく、よいイメージだったタンパク質も、必ずしも健康によいわけではないのだと気づいた。

大事なのはバランスを取ること。そのためには、栄養成分の表示だけではなく、さらなる情報を調べる必要がある。ケイトリンは食べものの切り替えに少しずつ取り組み、イライラすることは大幅に少なくなった。

そのうち、ものごとの感じ方が大きく変わり、仕事をしていても、あっという間に時間が過ぎるようになった。ストレスが消えたわけではないが、以前よりも「対処できる」と思えるようになったという。彼女は、食べものにいくつか簡単な修正を施したことがきっかけで、はるかに落ち着いた日々を過ごせるようになったのだ。

栄養成分の表示に肝心な情報が抜けている

タンパク質は、炭水化物、脂肪と並んで、私たちの食べものの主要な構成要素となっている。とはいえ、1つの食品が、この3つに分類できるわけではない。魚はタンパク源であり、ヘルシーな脂肪源でもある。牛乳には、炭水化物もタンパク質も含まれている。この本で紹介するのはホリスティックなプログラムなので、それに取り組んだら、あなたの食べものを総合的にチェックすることができる。

脂肪と同様、タンパク質も、どの種類のタンパク質が一番いいかを見極めるのは簡単ではない。肉や乳製品、卵、豆腐といった食品では、栄養成分の表示に肝心な情報が記載されていない。次のような情報が抜けているのだ。

・食品中に残留するホルモン剤、抗生物質、農薬の量
・家畜に使われた飼料の種類と使用期間
・大豆食品のイソフラボン含有量
・トリプトファンやチロシンなどのアミノ酸の含有量
・加工の方法

では、いくつかの種類のタンパク質について、ざっと説明しておこう。それぞれのタンパク質から、最大の効果を得る方法も紹介しよう。

私たちは加工大豆をとり過ぎている

大豆を自然な形で使った大豆食品の中には、ヘルシーなものあるが、私たちは加工大豆をとり過ぎている。加工大豆は安価なため、食品メーカーが、タンパク質を補強したり、舌ざわりをよくしたりするために、あらゆる種類の食品に使っているのだ。その過程で、大量の

イソフラボン（エストロゲンのような化合物で、動物実験では、不妊や卵巣機能の変化との関連性が見られた）を食品に加えている可能性がある。

とくにベジタリアンは、ソイバーガー、豆乳ヨーグルト、大豆ミートなどの大豆加工食品を定期的に食べているので、悪影響が懸念される。あなたがベジタリアンであれば、安価なソイバーガーはやめておこう。ソイバーガーは、ノンオーガニックの大豆で作られている。代わりに、豆類や発芽穀物でタンパク質を補おう。あるいは、黒豆やヒヨコ豆で、ベジバーガー（肉を使っていないパティを用いたハンバーガー）を手作りしてはどうだろうか。

また「organic（有機大豆使用）」「non-GMO（遺伝子組み換えではない）」と表示されているオーガニックな大豆食品も色々あるので、探してみよう。

「発酵させた大豆」を積極的にとろう

前章でお伝えした通り、大豆は私たちに過剰なオメガ6脂肪酸を供給する。だが、大豆の問題はそれだけではない。ノンオーガニックの大豆、あるいは遺伝子組み換え大豆は、ノンオーガニック食品の中でも、残留農薬の量がとくに多い食品の1つなのだ。悪い話はまだある。アメリカの大豆の90％以上が、遺伝子組み換え大豆なのだ。

「遺伝子組み換え作物」をめぐっては賛否両論があるが、はっきりわかっていることだけをお伝えしよう。それは、**遺伝子組み換え作物が、人間の健康にどんな長期的影響を及ぼすか**

は、わかっていないということだ。また、遺伝子を組み換えた大豆は、残留農薬を多く含む。それは、大豆が除草剤に耐性を持つように、遺伝子を組み換えられているからだ。そうすれば、大豆畑に除草剤をまいても、大豆だけは生き残ることになる。

ノンオーガニックの大豆には、まだほかにも問題がある。加工大豆の大半が「ヘキサン抽出」と呼ばれる工程を経ている。「ヘキサン」は有毒な石油副産物だ。しかし、この神経毒がどのくらい食品に残留しているかは検査されないし、食品の原料として記載されることもない。それは、ヘキサンが加工の過程でしか使われないからだ。

だがヘキサンは、頭痛や吐き気、疲労を引き起こすことがわかっている。たとえば、大豆食品のパッケージに「100 percent organic（100パーセントオーガニック）」と書かれていたら、ヘキサンを使った加工はされていないだろう。

しかし、缶の前面に「made with organic ingredients（オーガニック原料使用）」と書かれている食品でも、ヘキサンで加工したノンオーガニックの大豆が含まれていることがある。だから「organic」「non-GMO」といった表示を、しっかりチェックしたほうが安全だ（日本では、農産物や農産物加工品に「オーガニック」「有機」と表示するには、農林水産省の認可〈有機JASマーク認定〉が必要になる）。

とはいえ、私は「大豆は体に悪い」と言っているのではない。自然のままの大豆を食べれば、完全なタンパク源となる。大豆には必須アミノ酸が全種類含まれているからだ。

その1つの「トリプトファン」は、セロトニンを作るのに欠かせないし、大豆にはドーパミンを作るのに欠かせない「チロシン」も含まれている。大豆タンパクが実際に、脳内のセロトニンの量を増やし、気分を改善したという調査結果も報告されている。

「大豆レシチン」は、私たちがストレスに対処するのに役立つようだ。実験では、「大豆レシチン」が、苦しい状況に陥ったときのストレスホルモンの分泌量を低下させたという。大豆には、認知機能を改善する働きもあるようだ。

ただし、こうした効果を得るのに、たくさんの大豆は必要ない。1日にたった1品でいいのだ。では、私たちはどんな種類の大豆を食べればいいのだろうか？

一番いいのは「発酵させた大豆」だ。具体的には「みそ」「納豆」「たまり醤油」などで、こうした食品には脳の働きを高める作用があり、さらには強力な「抗癌性」もある。

発酵させていない大豆（「ソイプロテイン・アイソレート」「テクスチャード・ソイプロテイン」などの加工大豆も含む）には、「アンチニュートリエント（反栄養素）」と呼ばれる栄養素の消化吸収を妨げる成分が含まれている。

さらにこの成分は、うつ、体重増加、疲労を促すおそれもあるのだ。みそのような発酵させた大豆が最もヘルシーだが、「豆腐」や「枝豆」など、大豆をそのまま使ったものも2番目の選択肢になり、食べる量をほどほどにすれば、かなりヘルシーと言えるだろう。

【まとめ――大豆についての注意事項】
①大豆食品を1日1品食べれば、頭の調子と気分の改善に役立つ。
②「テンペ」「みそ」「納豆」など、大豆を発酵させた食品は「ソイプロテイン・アイソレート」などの加工大豆よりも好ましい。
③「豆腐」や「枝豆」は、発酵させた食品ほどヘルシーではないが、「ソイプロテイン・アイソレート」などの加工大豆よりも好ましい。
④「オーガニック」や「遺伝子組み換えではない」大豆食品は、ノンオーガニックの大豆食品よりも好ましい。

オーガニックの畜産物には高い価値がある

牛乳、卵、乳製品、肉類などの畜産物は、オーガニックのものを食べることが大事で、それについては、いくら強調しても足りない。オーガニックの畜産物は、従来のノンオーガニックのものよりはるかにクリーンで、安全なのだ。余分にお金を払うだけの価値はある。

実際、**オーガニックの畜産物を選ぶことは、オーガニックの農産物を選ぶことより大事だ**と言えるだろう。オーガニックの畜産物と農産物は、どちらもノンオーガニックのものよりはるかにクリーンだが、オーガニックの畜産物は、オーガニックの農産物より、脳の健康によく、炎症を抑える「オメガ3脂肪酸」が多く、「オメガ6脂肪酸」が少ないからだ。

野外を歩き回ることが許されているめんどりや乳牛は、工場式農場の糞で汚染され、胸が悪くなるようなケージや囲いの中に閉じ込められている動物たちより、はるかにクリーンな環境で暮らしている。汚物だらけの環境では、感染症にかかるおそれがある。それが、工場式農場が昔から家畜に抗生物質を大量に投与してきた一因なのだ。しかしそのせいで、家畜に有害な細菌と人間に有害な細菌の両方が、抗生物質に耐性を持つようになっている。

食べたほうがいい肉類、避けたほうがいい肉類

まずは「肉類」から説明しよう。一般的なチーズバーガーに使われている牛肉と、穀物を使わずに草のみで育てられた牛の赤身肉では、「不飽和脂肪酸」の含有量に大きな差がある。

草のみを飼料としており、放牧され自由に歩き回っている牛の肉のほうが、オメガ3不飽和脂肪酸がはるかに多く、オメガ6不飽和脂肪酸がはるかに少ないと考えていい。

工場式農場で育てられた牛の肉は、オメガ6脂肪酸とオメガ3脂肪酸の割合がおよそ「7・65対1」。一方、草のみで育てられた牛の肉は「1・5対1」。これは理想的な割合だ。

同じことが、ほかの肉にも言える。自由に歩き回っていた鶏の肉は、閉じこめられ穀物で育てられた鶏の肉より多くのオメガ3脂肪酸を含んでいる（ただし、肉、乳製品、卵などの畜産物に含まれているオメガ3脂肪酸は、主に「ALA」だ。ALAも役には立つが、主に魚に含ま

れている「ＥＰＡ」や「ＤＨＡ」のパワーには及ばない）。

工場式農場で育てられた家畜の肉には、ＰＣＢやダイオキシン類が含まれているおそれもある。これらは、工業プロセスの副産物で、今ではほとんどが使用禁止になったが、私たちの環境の中に根強く存在している。こうした物質は、癌や神経障害を引き起こすおそれがある。ＰＣＢやダイオキシン類は、農薬の製造などの工業プロセスで生まれるものなので、草だけを食べて育った家畜の肉は、一般的にそうした毒物をあまり含んでいない。**また、草だけを食べて育った家畜の肉は、工場式農場のものより脂肪分が少ない。そのため、発癌性が少ない可能性もある（ＰＣＢは脂肪組織に蓄積しやすい）。**さらに、肉が高温で調理されたときに、肉の中のアミノ酸が作る数種の化学物質に、発癌性があることもわかっている。肉の脂肪分が少ないほど、これらのリスクを軽減することになるのだ。

何の肉を調理するにしろ、まず肉をマリネし（オリーブオイル、酢、スパイスなどを混ぜたマリネ液につけこむこと）、それから火にかけよう。焼いているあいだは、頻繁にひっくり返すこと。そして「ウェルダン」まで焼かず、「ミディアム・レア」を食べること。この調理法が、肉の毒性を低下させることが明らかになっている。

また「ランチョンミート（スパム）」と呼ばれる加工肉は、一見ヘルシーそうだが、じつはそうではない。なかには脂肪分が少ないものもあるが、ほとんどすべてが工場式農場で育てられた家畜の肉で作られている。だから、脳に栄養を与えるオメガ３脂肪酸が、十分に含まれていることはめったになく、炎症を促すオメガ6脂肪酸がたっぷり含まれていることが多い。オメガ6脂肪酸の割合が多い食品は、気分の低下にも繋がる。

悪い話はまだある。**20万人を対象とした調査では、この加工肉を最も多く食べていた人のグループは、最も食べていない人のグループに比べて、最も死亡率の高い癌（膵臓癌）の発症率が68％も高かった。**

ランチョンミートがそうした悪い結果に繋がるのは、どうやらその加工法が原因らしい。したがって、草で育てられた家畜の肉を使ったものも含めて、ランチョンミートはすべてやめておいたほうがいいだろう。赤肉（牛肉や羊肉）を最も多く食べていた人のグループも、加工肉を食べていた人たちほどではないが、膵臓癌の発症率が高かった。この結果は、肉を食べるのを減らしたほうがいい、もう1つの有力な根拠になるだろう。

乳製品と卵もオーガニックのものを選ぶ

牛乳は「オーガニックミルク（有機牛乳）」に切り替えよう。そうすれば、オメガ3脂肪酸の摂取を増やし、オメガ6脂肪酸の摂取を減らせることになる。

市販の「オーガニックミルク」と「普通の牛乳」を比較する全国調査がおこなわれ、オーガニックミルクのほうが、オメガ3脂肪酸を62％多く含み、オメガ6脂肪酸は25％少ないという結果が出た。これはすごく大きな違いだ。

水っぽい「無脂肪牛乳（スキムミルク）」を、脂肪入りの牛乳に切り替えることでも、ヘルシーな脂肪の摂取を増やせることになる。脂肪を抜かれた牛乳は、オメガ3脂肪酸も抜かれているからだ。

脂肪をとらなければ、スリムな体型を保てそうなものだが、**2013年の調査では、無脂肪牛乳を飲んでいた子どもたちは、脂肪分の高い牛乳を飲んでいた子どもたちより、スリムな子どもの割合が低かったという。**だから、無脂肪牛乳ではなく、脂肪を含んだもの、そしてもちろんオーガニックなものを選ぼう。

脂肪を含んだ牛乳を飲むことで、非常に多い「ビタミンD不足」の緩和にも繋がる。ビタミンDが不足すると、気分が落ち込むおそれがある。ビタミンDは脂溶性なので、体がビタミンDを使えるようにするには、脂肪と一緒に摂取する必要があるのだ。また、ノンオーガニックの乳製品に含まれる「飽和脂肪酸」は、心臓に悪影響を与えるおそれがある。

一方、オーガニックの乳製品には、飽和脂肪酸のほかに「共役リノール酸（CLA）」も含まれ、その「共役リノール酸」には、飽和脂肪酸の悪影響（主に心臓まひ）を打ち消す作用がある。「共役リノール酸」は牛肉にも含まれているが、やはりオーガニックのもののほうに多く含まれており、脂肪を原因とする心臓のリスクから身を守ることができるだろう。

要するに「コレステロール」や「飽和脂肪酸」に対する私たちの悪いイメージは、主にノンオーガニックの肉や乳製品に当てはまるということだ。

卵も、ほかの畜産物と同様、オーガニック卵のほうが、ノンオーガニックのものよりはるかにヘルシーだ。近年の調査で、自由に歩き回り、栄養のある草を食べていた鶏の卵は、人工飼料で育てられた鶏の卵の2倍以上のオメガ3脂肪酸を含み、ビタミン類の含有量も多いという結果が出ている。

また、オーガニック卵のほうが「飽和脂肪酸」が少なく、心臓を守る「ＣＬＡ」が多い。農薬が残留した遺伝子組み換え作物で育てられた鶏の卵とはまったく違う。

畜産物を別のタンパク源に切り替えよう

オーガニックの畜産物は、ノンオーガニックのものより高くつく。だが高くついた分を帳消しにする方法があるのだ。**最もお勧めしたい方法、つまり、ふところと脳の両方に健全な方法は、肉、乳製品、卵の消費量を半分に減らすことだ。**実際、私たちのほとんどが畜産物を食べ過ぎている。

タンパク質は、クリーンな魚や発芽穀物のパンなどからも摂取できる。発芽穀物ブレッドのスライス2切れに、8グラムのタンパク質が含まれているのだ。天然のサケ85グラムと発芽穀物ブレッドのスライス2切れを食べれば、それだけで30グラムのタンパク質を摂取できる。適度に活動している人が、1日に必要とするタンパク質は44～55グラムなので、その半分以上を摂取したことになるのだ。

豆類も、すばらしいタンパク源になる。一盛りで、15グラム程度のタンパク質を摂取できるのだ（大豆なら100グラムで16グラムのタンパク質がとれる）。

豆類は抗酸化物質がとくに豊富な食品の1つでもあるので、脳が受けたダメージの悪影響を打ち消す作用があり、アルツハイマー病やパーキンソン病の予防にもなる。それに、豆なら肉の何分の1かのお金で買える。肉の一部を豆に切り替えたら、お金の節約にもなるし、抗酸化物質もたくさん摂取でき、炎症も緩和できる。

豆類は、オメガ6脂肪酸とオメガ3脂肪酸の割合も魅力的だ。工場で飼育された鶏の肉などと違って、高タンパクの豆類の中には、オメガ6脂肪酸よりオメガ3脂肪酸のほうが多いものもある。

いい話はまだある。豆類には「トリプトファン」や「チロシン」などのアミノ酸が含まれている。そうしたアミノ酸は、あなたの体がセロトニンやドーパミンを作るときに必要になる。豆類には「葉酸」などの「ビタミンB」も含まれている。ビタミンBは、あなたの体がアミノ酸を、気分を高める「神経伝達物質」に変換するときに必要になる。

そのほか、サプリメントの「ホエイプロテイン」と「カゼインプロテイン」も、肉を減らしたときのタンパク源になる。「ホエイ」はチーズを作るときに、固形物を分離した後に残る溶液で、水切りヨーグルトを作ったときに出る水分。「カゼイン」は乳固形分と呼ばれる牛乳から水分を除いた部分の主要成分の1つ。いずれも、粉末にしたものがサプリメントとして売られている。

もちろん、お勧めはオーガニックのものだ。「ホエイプロテイン」は、日中にカロリーを消費するのを手助けする。「カゼインプロテイン」は、夜寝る前に飲もう。そうれば眠っているあいだに、引き締まった筋肉を取り戻すのを手助けする。また「ピープロテイン（エンドウ豆から作られるサプリメント）」もすばらしいタンパク源で、ヴィーガンも使える。

オーガニックの肉に、ちょっと余分にお金を払うことについては、将来への投資と考えよう。スーパーでほんの数ドル節約したところで、炎症を引き起こす高オメガ6の食品を食べていたら、いずれは心身の健康を害して医療費がかさむことになる。

だが今、少し余分にお金を払っても、健康で充実した生活を送れたら、長期的には大きな節約になる。私たちの心身の状態は、何を食べているかで決まることを忘れないでほしい。

それから、消費者の需要が、価格を下げることも忘れないでほしい。私が食料品のほとんどを買っている大手スーパーチェーンでは、今ではオーガニック卵に十分な需要があるので、オリジナルブランドを用意し、以前よりずっと安い価格で売っている。

オーガニックミルクについても同じことが言える。私が買いに行くたびに、少しずつ値下がりしているように思えるのだ。私としては、いつか、オーガニック食品が、特別なものではなく、当たり前になることを期待している。

第6章 「地中海食」の勧め——食事の全体像を考える

チェルシーは20代後半のニュース番組プロデューサー。彼女の仕事は、つねに頭のスイッチを「オン」にし、すぐ作業に取りかかれるようにしておくことが要求される。絶えずスマホの画面に目をやり、メッセージやメール、ニュース速報をチェックしている。

彼女の体には、昼も夜もストレスホルモン「コルチゾール」があふれていた。つねにコルチゾール値が高いときには、ドーパミンの量が減少している。チェルシーがぐっすり眠った後でさえ疲労感を覚えるのは、たぶんそれが原因だろう。

そうした低ドーパミン・低エネルギー状態に、彼女は大量のカフェインで対処した。コーヒーを10～12杯とダイエットソーダを2、3本飲んで、長い1日を乗り切ることもあった。ときには、それにエネルギードリンクが加わった。昼食をとる時間があるときには、いつも社内のデリカテッセンで買ったターキーサンドイッチとポテトチップスを食べた。

夜は、アルコールの助けを借りて、緊張をほぐした。日中は大量のコーヒーを飲み、過度の重圧を受けているので、緊張を和らげるのにワインが4杯も必要になることがあった。夕食は、たいていはピザを2、3切れか、チキンをのせたライス。眠れないときには、市販の睡眠改善薬を飲んだ。

もちろん、翌朝は目覚めたときからボーッとしている。だから仕事に出かける前でさえ、コーヒーを4杯も飲まなければならない。そうして、また長い1日がスタートする。

コーヒーやワインの飲み過ぎというのも問題だが、根本的に問題があるのは、彼女の食べものだ。野菜や果物、ヘルシーなタンパク食品が不足しているから、彼女の脳がエネルギーを維持するのに必要なビタミン、コファクター、アミノ酸を取り込めない。

また、ホウレンソウ、ブロッコリ、ケール、ブルーベリー、オーガニック卵、天然のサケなどから、葉酸、ビタミンB_{12}、ビタミンC、ビタミンD、カルシウム、チロシン、オメガ3脂肪酸を取り込んでいないので、彼女の体は1日を乗り切るのに必要なドーパミンを作れていない。

十分な量のドーパミンとエネルギーがあれば、彼女はそんなに多くのコーヒーはいらなくなる。そんなに多くのコーヒーを飲まなければ、ワインもそれほどの量は不要だ。カフェインとアルコールをそんなに飲まなければ、睡眠の質が改善する。目覚めたとき、体が休まったと感じるはずだ。彼女がつねにひどい疲労感を覚えるのも無理はない。チェルシーにとっては、コーヒーやワインの飲み過ぎは、本当の問題が引き起こした症状でしかない。

実際には、コーヒーとワインは、ほどほどの量なら、脳にいい飲みもののトップ2だ。だが、飲み過ぎると、脳と体に大きなダメージを与えることになる。

チェルシーは初回のセラピーセッションの後、「それならできそう」と思った改善策を実行に移した。冷凍の野菜と果物を何袋か買い込み、スムージーを作り始めたのだ。ブルーベリー、ケール、サラダホウレンソウ、バニラ味のプロテイン粉末で作ったスムージーを朝に飲んでおくと、番組の制作現場にかんづめになっても、持ちこたえることができた。

この簡単なドリンクがきっかけとなって、以前は日に1、2品しか食べていなかった果物や野菜を、7品も食べるようになった。

カフェインよりも持続可能なエネルギーを、食べものから取り込むようになったので、コーヒーに過度に頼る必要はなくなった。最初の2、3日は、健全な量のカフェインに彼女の体が慣れていなかったので、軽い頭痛があったが、それもすぐに治まった。

コーヒーや緑茶を1日に2、3杯程度にとどめるようになったので、夜眠るためにワインや睡眠改善薬を飲む必要もなくなった。友人との夕食で飲むグラス1杯の赤ワインのほうが、カウチでテレビを見ながら飲むボトル1本のワインよりも、はるかに満足感が高かった。

もちろん彼女の仕事は、相変わらずストレスが多い。でも考え方を変えたことで、緊張状態でも落ち着いていられるようになり、どんな嵐でも乗り越えられるようになったのだ。

「地中海食」とは何か？　なぜ勧めるのか？

これまで、どんなものを食べたら、あなたの脳の健康に長期的に役立つかということで、いくつかの修正法を紹介してきた。たとえば、血糖値スパイクに繋がらない「複合炭水化物を食べる」「魚をもっとたくさん食べる」「料理にオリーブオイルを使う」といったことだ。

こうしたことは「地中海食」の名で知られている食事法の「柱」でもある。

「地中海食」というのは、地中海沿岸のギリシャやイタリア、スペインで、何世紀にもわたって守られてきた食習慣で、驚くほど健康にいい。慢性の健康障害や心臓血管疾患、パーキンソン病、アルツハイマー病のリスクを減らす効果もある。

そうした国の人々のほうが長生きでいられるのには、この「柱」のほかに、もう1つ秘訣がある。それは、毎日欠かさず「果物や野菜をたっぷり食べる」ことだ。そうした国の人々は、カロリーしか得られない飲みものを避けてもいる。その代わり、脳に最もいい2つの飲みもの（コーヒーとワイン）を欠かさず飲んでいる。

果物と野菜――ラッキーナンバーは「7」

専門家たちは長年にわたって、果物や野菜を1日に5品食べようと提唱してきた（ここでの「5品」は小皿や小鉢で5杯分のこと。1杯分は約80グラムとされている）。

2013年に8万人以上を対象として、果物や野菜の摂取と幸福感との関係を調べる調査がおこなわれた。その結果、果物や野菜を1日に7品食べている人たちは、もっと少ない人たちよりも幸せで、神経質にならず、落ち込むことが少ないことがわかった。

果物や野菜をたっぷり食べたほうがいいことには、いくつもの理由がある。果物や野菜に

は強力な「抗炎症作用」や「抗酸化作用」があり、そうした作用が脳のダメージを抑えることになる。果物や野菜は、ニューロンの新生に役立つし、様々なビタミンを含んでいるので、頭の調子や気分の改善にも役立つ。野菜とベリー類は、こうした効果がとくに大きく、脳を守る成分を供給し、一部の果物やフルーツジュースのように血糖値スパイクを引き起こすこともない。

ビタミンのB群、A、C、D、Eや、ミネラルのカルシウムやヨウ素は、どれも「気分」「認知機能」「エネルギー」の改善に繋がる。また原則的には、摂取する果物や野菜の種類が多いほど、体や脳に必要なビタミンやミネラルを、全種類摂取できる可能性が高まる。

しかし困ったことに、平均的なアメリカ人は、果物や野菜を1日にたった3品しか食べていない（ポテトのたぐいは高GIなので、勘定に入れてはいけない）。私たちが果物や野菜を十分に食べなければ、結局はビタミン不足、ミネラル不足になる。

そうした栄養素が不足したら、頭の調子も気分もいい状態ではなくなる。では、脳の健康と気分の安定にとくに欠かせないビタミンをあげておこう。

▩葉酸

ビタミンB群は「気分」の改善にとても役立つので、今では、うつの治療のために処方されているほどだ。だが「7日間『気分』革命」に取り組めば、処方の錠剤を飲まなくても、

「葉酸」を十分に摂取できることになる。栄養強化シリアルや強化穀物にも、葉酸の合成物が含まれているが、すでに私たちの多くが炭水化物をとり過ぎている。炭水化物のとり過ぎは、ブレイン・フォグや体重増加に繋がるおそれがある。

葉酸の摂取を増やすもっといい方法は、野菜をもっと食べること。それなら、ほとんどの人に金銭的余裕があるのではないだろうか。葉酸が血中の「DHA」の濃度を高めたという実験結果もある。葉酸には、ニューロンの新生を促し、炎症を抑える働きもあるため、うつやブレイン・フォグ、認知症、アルツハイマー病の予防にもなる。

【何を食べたらいい?】

ホウレンソウ、芽キャベツ、ロメインレタス、アスパラガス、ブロッコリには、大量の葉酸が含まれている。レンズ豆、インゲン豆、ササゲといった豆科の作物も葉酸が豊富だ。

■ビタミンB_{12}

26歳から83歳の人々の40%は、ビタミンB_{12}が不足していると報告されている。また、うつ病の入院患者の20%が、ビタミンB_{12}不足に陥っているという調査結果もあり、**ビタミンB_{12}は「気分」「認知機能」「エネルギー」の維持に欠かせない**と考えられている。

【何を食べたらいい？】

オーガニック卵と魚が、ビタミンB_{12}のすばらしい供給源になる。

■ビタミンD

1日中屋内で過ごしている方や、工場で飼育された家畜の肉をたっぷり食べ、魚を十分に食べていない方は、たぶんビタミンD不足だ。実際、近年の調査で、アメリカの青少年と成人のおよそ75％が、頭の調子も気分も改善させる「ビタミンD」を、十分に摂取していないことがわかった。また、研究者が14もの調査データを分析したところ、血中のビタミンD濃度が低い人ほど、落ち込みの度合いが大きかったという。**ビタミンDは、カルシウムの十分な吸収に欠かせないが、カルシウムの欠乏は、不安やうつを引き起こすおそれがある。**

【何を食べたらいい？】

ビタミンDを最も多く含む食品はサケで、汚染された養殖ものより、天然もののほうが、はるかに含有量が多い。ビタミンDは、果物や野菜にも含まれている。そこで「3週間プログラム」では、第1週に野菜と果物の摂取量を増やしていただくことになる。「1日7品」は、幸せを呼ぶ黄金のルールだ。これからは、これをあなたの決まりごとにしよう。また「太陽光を15～20分ほど浴びる」ことでも、体内のビタミンDを増やすことができる。

「コファクター」がなければアミノ酸も無意味に

「果物や野菜を1日7品食べましょう」と勧められたら、たいていの人は不可能だと思うだろう。そうする代わりに、足りない分はサプリメントの錠剤で補おうと決心する。だが、バランスよく食べることから得られるようなメリットは、錠剤からは得られない。

理由はいくつもあるが、1つには、私たちの体が栄養を最大限に取り込むには、栄養素のほかに「コファクター（補助因子）」と呼ばれる補助物質が必要だからだ。コファクターは、体内の化学反応を助ける「助っ人」で、食べものから得たアミノ酸を、セロトニンやドーパミンなどに変換するときに必要になる。

では、あなたが炊いた「キヌア」（南米原産の穀物で栄養価が高く、日本でも入手できる）を食べたとしよう。その後、次のようなプロセスでセロトニンが生成されることになる。キヌアはあなたの健康維持にとても役立つ穀物の1つで、とくに適切な食品と一緒に食べた場合は、すばらしい効果がある。

▽トリプトファン（キヌアに含まれているアミノ酸）→5‐ヒドロキシトリプトファン（5‐HTP、アミノ酸の一種、セロトニンの前駆体）→セロトニン（不安を和らげる神経伝達物質）

しかし「助っ人」のコファクターが欠けていたら、体はこの変換プロセスを実行できない。バナナから取り込める「ビタミンB6」や、スイスチャード（日本では「フダンソウ」とも呼ばれるホウレンソウに似た葉野菜）から取り込める「マグネシウム」が足りていなかったら、キヌアの「トリプトファン」をセロトニンの前段階の「5‐HTP」に変換できないのだ。

この問題には、まだ続きがある。セロトニンが十分に生成されなければ、不安や悲しみを抱きやすくなる。また、あなたが眠るのを手助けする「メラトニン」は、セロトニンから作られる。だから、**セロトニンが足りないと、十分な休息を取れない**おそれもある。

そういうわけで、頭の調子や気分を改善したいなら、キヌアと一緒に、脳にいい果物や野菜を食べよう。そうすれば、次のようなプロセスをたどることになる。

▽トリプトファン（キヌアから）＋ビタミンB6（バナナから）＋マグネシウム（スイスチャードから）→5‐HTP→セロトニン（気分が改善する）→メラトニン（よく眠れるようになる）

次は、あなたが朝食に固ゆで卵を食べたとしよう。その後、次のようなプロセスでドーパミンが生成されることになる。

▽チロシン（オーガニック卵に含まれているアミノ酸）↓　L - ドーパ（アミノ酸の一種、ドーパミンの前駆体）↓　ドーパミン（うつを和らげる神経伝達物質）

この場合もコファクターが欠けていたら、この変換プロセスを実行できない。ホウレンソウから取り込める「鉄」や、黄ピーマンから取り込める「ビタミンC」が足りていなかったら、固ゆで卵の「チロシン」を、ドーパミンの前段階の「L - ドーパ」に変換できないのだ。**ドーパミンが十分に生成されなければ、うつやADHD、依存症を抱えるおそれがある。**

この問題にも、まだ続きがある。ドーパミンから、頭の調子や気分を改善する別の神経伝達物質（ノルアドレナリンなど）が作られる。しかし、その変換には「銅」が必要になる。そんなわけで、ゆで卵にする代わりに、卵に色んな野菜を入れて、おいしいオムレツにしてはどうだろうか。そうすれば、次のようなプロセスをたどることになる。

▽チロシン（オーガニック卵から）＋　鉄（ホウレンソウから）＋　ビタミンC（黄ピーマンから）＋　葉酸（アスパラガスから）↓　L - ドーパ　↓　ドーパミン（頭の調子と気分が改善する）＋　銅（マッシュルームから）↓　ノルアドレナリン（頭の調子と気分が

改善する）

これを朝食にしたら、昼まで最高の働きをするのに必要な栄養分を、脳に与えたことになる。もちろん、ここで紹介したのは、体や脳が頼りにしている「コファクター」の一部に過ぎない。

毎日、色々な野菜や果物を食べよう。そうすることで、あなたが食べたものから最大の効果を得ることができるのだ。

「この飲みもの」からカフェインを摂取しない

地中海沿岸地域の一部では、コーヒーが文化の一部になっている。彼らは、適切な種類のカフェインをほどよい分量だけ飲めば、ブレイン・フォグを予防し、日々の生活を向上させ、ひいては脳の長期的な健康に繋がることがわかっているのかもしれない。

カフェインは、高GIの炭水化物のように、血糖値を急上昇させることなく、切望されることが多い一時的なエネルギーを、脳に短期的に供給する。

しかし困ったことに、カフェインを天然のカフェイン源（コーヒー豆や茶葉）からではなく、砂糖入りの炭酸飲料から摂取している人があまりにも多い。砂糖入りの炭酸飲料は、すでにお伝えした通り、血糖値スパイクを引き起こし、頭をボーッとさせるおそれがある。

人工甘味料入りのダイエット炭酸飲料はもっと悪い。血糖値スパイクに加えて、腸内の善玉菌を減らし、気分や認知能力を低下させるおそれもある。

エネルギードリンクは、人工カフェインを使った最も危険な飲みものと言えるだろう。だが私たちは、エネルギードリンクを大量に飲んでいる。

近年の調査によれば、子どもとヤングアダルトの30～50％がエネルギードリンクを飲んでいるという。エネルギードリンクには、カフェインがとてつもなく多く含まれており、約200mgものカフェインが含まれている製品もある。

一方、カップ1杯（約240ml）のコーヒーに含まれるカフェインは、約100mg、エスプレッソは60mg、緑茶や紅茶は40～60mgにとどまっている。2007年には、カフェインの過剰摂取の症例が5000件以上あり、その半分近くが19歳以下の少年のものだった。

1日3杯のコーヒーが体にも脳にもいい

カフェインそのものが悪いわけではない。甘みを加えていないコーヒーやお茶から摂取するカフェインなら、おおいに役立つ。コーヒーは健康食品であり、酸化による脳細胞の損傷や脳内の炎症を抑える作用がある。

また、カフェインには、認知機能の低下を防ぐ作用もあり、認知症やアルツハイマー病を防げる可能性がある。実際、追跡調査では、コーヒーを飲んでいた人のグループは、認知症の発症率が少なかったという。コーヒーを飲めないような健康問題を抱えていないなら、甘みを控えたコーヒーや緑茶、紅茶を毎日飲んだほうがいい。

ただし、血糖値を急上昇させる「砂糖」や、腸内の善玉菌を減らす「人工甘味料」、ノンオーガニックのミルクを入れ過ぎたら、カフェインの効用の多くが失われることになる。

私のお気に入りのコーヒーは、「エスプレッソマキアート（エスプレッソに少量の泡立てたミルクを加えたもの）」と、氷を浮かべたアイスエスプレッソに豆乳を加えたものだ。どちらも50キロカロリー以下なので、血糖値スパイクには繋がらない。

とはいえ、コーヒーでは、ほかの食品に含まれる重要な物質は補えない。コーヒーが私たちの主要な抗酸化物質源になっているのは、私たちがホウレンソウやトマト、ケールなどを十分に食べていないからでもある。

またコーヒーは、飲み過ぎてもいけない。砂糖のとり過ぎと同様、コーヒーでハイな調子になっても、その後、急速に調子が落ち込み、糖分かカフェイン、あるいはその両方が無性に欲しくなり、そうしたものに再び手を出すことになる。カフェイン入り飲料は、睡眠を奪われたときのように、私たちの健康状態や気分、基本的な能力を損なうおそれがある。

ある大手総合病院が、コーヒーを1日4杯以上飲んでいた55歳以下のグループは、3杯以下のグループに比べて、死亡率が21％高かったという追跡調査の結果を発表し、メディアで大きく取り上げられたことがある。

一方、コーヒーを1日3～5杯飲んでいた人のグループは、認知症とアルツハイマー病の発症率が65％少なかったという調査結果もある。この2つの調査結果は、カップ4杯以上、カップ3～5杯と重なる部分があるので、ちょっと混乱させてしまったかもしれない。

そこで、あなたには1日3カップのコーヒーを飲むことをお勧めする。その分量なら、カフェインの恩恵を享受し、リスクを回避できるだろう。元気で活動的になるための「7日間『気分』革命」では、さらに減らして、1日2カップにしてある。

赤ワインは少量だけなら毎晩飲んだほうがいい

第3章でも触れたが、「赤ワイン」には血糖値スパイクを減らすなどの作用があり、少量の赤ワインを毎晩飲むのは、脳に驚くほどプラスになる。飲酒は、女性なら1日1杯、男性なら1日2杯程度にとどめておけば、脳に有害な物質が蓄積するのを防げるという。

ある研究者チームが、ラットを使った実験をおこなった。ラットを2つのグループに分け、一方のグループには毎日、少量のアルコールを投与した。その後、両方のグループに、脳に有害な物質を投与した。

その結果、**アルコールを投与されたラットたちには、脳の損傷がほとんど見られず、アルコールを投与されなかったラットには、脳の損傷が見られた**という。

アルコールの効果がわかったのは、動物実験だけではない。研究者チームが143の調査データを分析したところ、女性は1日1杯まで、男性は1日2杯までの飲酒にとどめていた人のグループは、認知症やアルツハイマー病の発症率が23％少なかったという。

認知症やアルツハイマー病の予防効果は、すべての種類のアルコールに見られたが、ワインがとくに効果があることを示す調査データもいくつかあったという。

3ヵ国の4000人以上の人々を対象とした別の調査でも、「少量」から「ほどほどの量」（1日に1、2杯程度）のアルコールを飲んでいると答えた人たちは、炎症が少ないという結果が出ている。

一方、「大量」のグループ（1日に3、4杯以上のアルコールを飲んでいると答えた人たち）は、認知症や認知機能障害の発症率が高かったという。

こうした調査結果は、アルコール自体に効果があることを示しているが、ブドウの皮にも大きな効果をあげる物質が含まれている。

ブドウから造られる赤ワインには「レスベラトロール」と呼ばれる強力な抗酸化物質が含まれている。とくに「ピノ・ノワール」には大量に含まれている。シャンパンに含まれる「フェノール酸」も、頭の調子の改善に大きな効果があるという。

もし、夕食後の飲みものにジントニックなどのカクテルを選んでいるなら、これからはやめたほうがいい。カクテルは血糖値を急上昇させ、脳にダメージを与えるおそれがあるからだ。ジントニックの代わりに、私のお気に入り「フローズン・ストロベリー・マルガリータ」のレシピを紹介しよう。

これに使う「イチゴ」は、脳にすごくいい。材料は次の通り。これを全部ミキサーに入れてスイッチオンするだけだ。

・テキーラ　45ml
・炭酸水　180ml
・ミントの葉　6枚
・オーガニックのイチゴ（冷凍イチゴも可）　4個ほど
・氷　1カップ（約240ml）

イチゴは産地などによってサイズの違いもあるので、個数は各自で調整してみてもいい。

いずれにしろ、アルコールを1日に1、2杯だけ飲むことで、炎症を減らせる可能性がある。炎症が減ったら、気分が大幅に改善する。「気分の落ち込み」と「炎症」は関連性があるからだ。この効果を最大に高めたいなら、友人とワインを飲もう。友人と過ごすことは「人と繋がっている」という気分をもたらす心理療法にもなるので、気分を改善する療法を2つ組み合わせることになるのだ。

とはいえ、もしあなたやご家族に、アルコール依存症やビンジ・ドリンキング（むちゃ飲み、暴飲）、深酒、悪酔いのご経験がおありなら、飲酒のメリットよりもリスクのほうが大きい。でも、心配することはない。別の手を使っても、同じ効果が得られる。

「地中海食」にインドの香辛料をプラスしてみて

「地中海食」に使われているわけではないが、「ターメリック」も、ぜひあなたの食事に取り入れてほしい。インドでは、アルツハイマー病になる人の割合が低い。研究者たちは、それをカレーの色づけに使われているこの香辛料のおかげだと考えている。

ターメリックに含まれる有効成分「クルクミン」には、強力な抗酸化作用と抗炎症作用があり、実験では記憶力テストの成績を上げたという。さらにターメリックは、アルツハイマー病の特徴とされるアミロイド斑の沈着も防ぐと考えられている。脳のためにも、ターメリックの摂取を増やすことをお勧めする。料理に、できるだけ頻繁に振りかけよう。

その際には、コショウも一緒に振りかけるのをお忘れなく。インドの人々はコショウもカレーに入れている。この2つをセットで使うことで、体内に吸収されやすくなる。つまり、体が香辛料の成分を使いやすくなるということだ。

私の好きなターメリックの使い方は、目覚めの健康ドリンクにすること。 30 mlの冷たい水に、ターメリックと黒コショウを小さじ半分ずつ入れて飲むのだ。その後、コーヒーを飲む。さらに目を覚ましたいときには、ミキサーに、この2つの香辛料としぼりたてのレモン汁、カイエンペッパー（粉末唐辛子）、ショウガを放り込む。

私たちの心身の状態は何を食べているかで決まる

これまでに紹介した患者さんたちの例が示しているように、色々なことが「食べもの」で決まっている。適切な食べものを選択しよう。それが、あなたの脳を守る第一歩になる。

果物や野菜を、もっとたくさん食べよう。魚も、もっとたくさん食べよう。さらに畜産物を中心に、可能な限り、オーガニックのものに切り替えよう。そうすることが、頭の調子と気分の改善に繋がるのだ。

第3部、第4部では、私たちのライフスタイルの食生活以外の面——座りがちな習慣、薬剤への過度の依存、環境汚染、電子機器への依存——が脳にどんな悪影響を及ぼしているか考えてみよう。

第3部

あなたの脳を汚している「意外なもの」とは?

第7章 不必要な「薬」の飲み過ぎをやめよう

ジェニファーは50歳を迎えたばかりの魅力的な女性だ。小さな私立大学で歴史を教えている。仕事の場では充実感を味わっているが、家ではむなしさを感じるという。彼女はそれを「薬」で埋めていた。数年来、むなしさは強まる一方だったので、薬も増える一方だった。

2人目の子どもも大学進学のために家を離れ、ジェニファーはそれまでとは大きく異なる生活を送ることになった。結婚して25年になるが、夫婦の愛は15年も前から冷え切っている。かつては、浮気のことを夫に問い詰めたものだが、今は見て見ぬふりをしている。夫に女がいることはわかっているが、それについて自分に何ができるかわからないのだ。

私が彼女に「それでも夫婦でいるのは、どうしてでしょう？」と尋ねると、彼女は即座に「もちろん子どもたちのためです。あの子たちを困らせたくないんです」と答えた。

しかし彼女は、夫の不倫以外にも様々な問題を抱えていた。彼女はこう言った。

「楽しみにしていること？　子どもたちが家を出てからは、ほとんどないです。仕事に行くことぐらいかしら」

最近では、倦怠感と不安感がますます強くなっているという。

ジェニファーは、抗うつ剤と抗不安薬、処方睡眠薬を飲んでいる。飲み始めたのは、初めて夫の浮気を知った15年前だった。気分の落ち込みが、過食と高コレステロールに繋がり、数年前から、彼女の主治医はスタチン薬（コレステロール値を低下させる薬剤の総称）も処方している。

彼女は少し前に、抗不安薬「ザナックス」の量を増やしてもらった。そうしないと、1日を乗り切れないのだ。夜、眠ろうとすると、色々な思いが頭をかけめぐるので、睡眠薬「アンビエン」（日本での商品名は「マイスリー」）を飲む日も、以前より増えた。

友人たちとも年々疎遠になり、今ではほとんどつき合いがない。不安感に見舞われているので、安心できる家の居間に引きこもってしまうのだ。

彼女がセラピーを受けようと思ったのは、今回が初めてだ。私は初対面の彼女と5分ほど話をして、彼女の軽度のうつと不安の原因がわかったような気がした。その「原因」は、処方薬で改善できるものではなかった。そこで、彼女にこう尋ねた。

「ジェニファー、あなたが幸せになるには、今の生活の何を変えたらいいでしょうね？」

「そうですねえ、宝くじに当たったら幸せでしょうね。それか、私が書いた参考書がベストセラーになって、大もうけするか」

「もっと現実的で、怖いような変化についてはどうでしょう？　あなたが愛情のある関係を築いたとしたら、あなたの生活はどう変わると思いますか？」

愛情のある、支えになるような関係を築いたら、どんな感じなのかを想像してもらったら、ジェニファーは泣き出してしまった。私は尋ねた。

「そうなったときには、薬はどのくらい必要でしょうね？」

彼女は自信たっぷりに答えた。

「まったく必要ありません」

問題解決の第一は人間関係の充実から！

お気づきかもしれないが、ジェニファーは、自分の本当の願望を中心にした生活を築いていなかった。恐怖にもとづいた生活を築いていたのだ。

確かに「離婚する」というのは怖い変化だ。子どもたちだって、最初はつらいだろう。でも最高のプレゼントは――ジェニファーにとっても、子どもたちにとっても――彼女が有意義で幸せな生活を築くことではないだろうか。彼女からは、たくさんの反論が返ってきた。

「50過ぎのバツイチ女なんて、誰が相手にします？」

「今さら、デートなんて、考えられないわ。第一、私はどこに住めばいいんです？」

ジェニファーの解決策は、オレンジ色の処方薬ボトルの中にはないのだ。「パニック発作」「体を衰弱させる不眠症」「うつ病」に見舞われたら、精神治療薬が必要だし、それが命を救うこともある。だがジェニファーは、その3つのどれにも当てはまらない。**彼女は精神治療薬のせいで、人生の喜びと可能性を感じなくなっている。長期的な幸せよりも、不快な**

気分を短期間避ける道を選び続けてきたのだ。詩人のこんな言葉がある。

「問題を解決する最善の方法は、迂回《うかい》しないで、その中を通り抜けることだ」

ジェニファーは、薬を飲んで、問題を「迂回」していたのだ。私は彼女が「中を通る」手助けをしようと思った。最初に手助けしたのは、彼女が人間関係を充実させることだった。その中には、友人と過ごす時間を増やすことも含まれている。友人たちの支えがあれば、彼女の生活が大きく変わったときの孤独感を防ぐことができる。

人は、つき合いを増やすことに専念したら、そのじゃまになるものを簡単に取り除けるようになるものだ。そのことは、私の「プログラム」の基本原理の1つでもある。

彼女は、脳の健康に役立つ食べものを取り入れ、運動や瞑想も始めた。そうした生活習慣の改善に取り組んだことで、以前よりも幸せを感じるようになり、不安感が和らいだ。

疎遠になっていた友人たちと再び繋がりを持つようになって、自分のことが以前よりはるかによく思えるようになった。彼女は、幸せを感じるようになったころ、主治医のところに行って、薬を徐々に減らしていった。

生活の色々な面を改善したことで、人生最高の日々は、これから先にあるのではないかと思えるようになった。1年後、彼女は離婚に踏み切った。そして、その3年後に再婚した。

彼女は、脳の健康を妨げているものをいくつか取り除いた。そうすることで、結局は、最高の見返り——愛と幸福——を得ることになった。

薬が増えるほど、問題も増えていく

私たちアメリカ人が当たり前のように飲んでいる薬——抗うつ剤、抗不安薬、睡眠補助薬、精神刺激薬、抗精神病薬、血圧やコレステロール値を下げる薬——の多くは、「うつ」などの精神的な症状や高血圧などの問題に不可欠なものだ。しかし私は（そしてアメリカで高く評価されている専門家たちも）、アメリカ人は薬を飲み過ぎていると考えている。私たちは、本当に必要な量よりもはるかに多くの薬を飲んでいる。

薬の飲み過ぎは、脳に悲惨な影響を及ぼすおそれがある。たとえば抗うつ剤は、脳内に炎症を起こすリスクを高める可能性がある。脳内に炎症が起こると、すでにお伝えした通り、脳の老化が早まり、ものごとを明確に考えられなくなる。脳が炎症と闘っているときには、頭の調子や気分が最高の状態にはならないのだ。

また、抗うつ剤は、癌との関連も疑われ、抗不安薬は認知症と関連している可能性がある。実際、一般的に処方されている精神治療薬の多くは、脳にダメージを与える可能性がある。本当は必要ないのに長期にわたって服用しているなら、なおさらだ。

アメリカでは、抗うつ剤の処方が毎年2億5000万件を超え、抗不安薬「ザナックス」の処方は約5000万件、抗不安薬「アチバン」の処方は2700万件、睡眠薬「アンビエン」の処方は4000万件にのぼるという。

こういった数字を全部足すと、アメリカの人口を軽く超えてしまう。しかも、こうした衝撃的な数字には、これらの薬を処方箋なしで飲んでいる人の数は含まれていない。

抗うつ剤を服用しているアメリカ人のうち、じつに3分の2もの人々が「うつ病」の臨床的な診断基準に当てはまらないという。確かに、気分を改善する手助けを必要としている人々はたくさんいる。だが、そうした人々の大多数は、抗うつ剤を必要としていない。抗うつ剤は深刻な副作用があるので、事態をさらに悪化させるおそれがある。

一定の信頼を得ているはずの薬が、「ブレイン・フォグ」「注意散漫」「もの忘れ」の原因になることがあるなんて、信じられないかもしれない。だったら、こうした薬の注意書きを読んでみよう。たいてい、副作用として「ふらつき」や「眠気」が起こることがあると警告している。服用後の「車の運転」や「重機の操作」を控えるよう注意しているものもある。

脳の健康を損ねるリスクを負ってまで、薬を飲まなければならないこともあるが、私たちの多くは、必要のない薬を飲んでいるのだ！

薬についての憂慮すべき問題がもう1つある。「ポリファーマシー」と呼ばれる問題だ。

1つの薬が副作用を起こすと、医師は副作用を緩和するために2つ目の薬を処方する。2つ目の薬が副作用を起こすと、医師は3つ目の薬を処方する。こうして薬が増えていき「ポリファーマシー」状態になる。

ポリファーマシー状態になっても、通常はそれほどすぐに死に至るおそれはないが、脳内化学物質のバランスは確実に崩れ、認知症など脳の深刻な問題に繫がるおそれがある。

「合法的な」薬のリスクを理解しよう

あなたはこう思っているかもしれない。

「そうは言っても、抗うつ剤も抗精神病薬のようなアメリカで人気上昇中のほかの薬剤も、すべて合法の薬でしょ。違法なドラッグのような危険はないのでは？」

そんなことはない。**処方の鎮痛剤の過剰摂取で死亡した人の数は、過去10年で3倍に増えた。今では、その数は、ヘロインによる死者とコカインによる死者を足した数より多い。**

ベンゾジアゼピン系の薬剤（「ザナックス」など）の多くは、常用癖もつきやすく、一度でも服用を始めると、ずっと同じ効果を出そうとして、服用量が徐々に増えることになる。「ザナックス」の半錠が1錠になり、2錠になる。失恋でもしようものなら、ストレスがたまって6錠くらい飲んでしまう。いつの間にか、薬の効果よりも弊害のほうが大きくなる。

現在、最もよく使われている精神治療薬は「抗不安薬」「SSRIとSNRI抗うつ剤」「ADHD治療用の精神刺激薬」「アンビエン（睡眠薬）」の4つだ。

SSRIは選択的セロトニン再取り込み阻害薬で、SNRIはセロトニン・ノルアドレナリン再取り込み阻害薬のこと。神経伝達物質（脳内化学物質）は、ニューロンから出て別のニューロンの表面にある受容体にくっつくことで情報を伝達するが、使われないで余ると、またもとのニューロンに取り込まれていく（再取り込み）。

抗うつ剤は、このときに、再取り込みをブロックしてもとに戻らないようにする。戻れなくなった神経伝達物質は神経細胞間にとどまるので、量が増えることになり、その結果、神経伝達が促進される。ＳＳＲＩはセロトニンの再取り込みだけをブロックし、ＳＮＲＩはセロトニンとノルアドレナリンの再取り込みをブロックする。

よく使われている４つの精神治療薬のすべてが、様々な問題と関係している（とくに「アンビエン」については「第10章」で詳しく説明しよう）。だから、何らかの処方薬に頼る前に、まずはそのリスクと代替的な治療法を知っておこう。

■抗不安薬の危険性

アメリカでは、１９６０年代に抗不安薬「バリウム」が大ヒットし、続いて「クロノピン」「アチバン」などが人気を博した。こうした抗不安薬は、主婦のあいだにまたたく間に広まった。１９７５年ごろまでは、毎年1億件を超える抗不安薬の処方箋が書かれていたという。

こうしたベンゾジアゼピン系抗不安薬の影響を調べる地道な調査が、１９６３年という早い時期からおこなわれていたが、人気に影響を与えることはなかったようだ。１９８４年になって、研究者たちは、こうした抗不安薬を定期的に服用している患者たちの脳スキャン画像を見て、脳が縮小したり、損傷したりしていることに気づいた。さらに、長期的な服用は、認知症のリスクを高めることも判明した。

もし、ベンゾジアゼピン系抗不安薬の副作用で、ブレイン・フォグのような状態に陥ったら、もとの状態に回復しないおそれがある。調査によれば、この薬の服用によって、言語学習能力や記憶能力が低下した人たちは、服用をやめてからも低下したままだったという。

今日では、研究者たちはこの薬の危険性を熟知している。2004年にメタ分析（複数の研究データをまとめて、大きな結論を出すこと）をおこなった研究者たちは、長期的な服用の悪影響として、次のような認知機能の問題をあげている。

「非言語的記憶能力が低下する」「細かい動作がうまくできない」「言語的記憶能力や言語学習能力、注意力、視空間認知能力、一般的な知的能力が低下する」「反応や思考、動作のスピードが低下する」「認知機能障害が悪化する」。そして、大量に服用した場合は「認知症に繋がるおそれもある」という。

さらに、ベンゾジアゼピン系抗不安薬は、減らしたりやめたりするのがきわめて難しい。ある研究者は「こうした抗不安薬を絶つのは、ヘロインを絶つより難しい」と記している。

こうした抗不安薬の長期的な服用は、もとに戻らないようなダメージをもたらすおそれがあるのだ。だから、軽度から中程度の不安症を抱えている人は、まず認知行動療法などの臨床的に効果が証明された心理療法や、食習慣や運動習慣の修正、瞑想などのスピリチュアルな取り組みを始めることを考えるべきだ。本書で紹介するプログラムでは、このすべてを実行することになっている。こうした強力な薬剤を使うなら、必ず心理療法と併用すべきだ。

心理療法は、不安の根本的原因に対処するのに役立つし、根本的原因を解消できれば、薬を減らしたりやめたりすることも可能になる。

私は、パニック発作や強い不安、ＰＴＳＤ（心的外傷後ストレス障害）、恐怖症を抱えた何百人もの患者さんに、心理療法を施してきた。「段階的暴露療法」などの認知行動療法の手法を使って、患者さんが抱えている症状の根源を解消する手助けをしている。

「段階的暴露療法」とは、患者さんに、不安や恐怖の対象と段階的に向き合ってもらう療法だ。患者さんは、その対象と向き合っても「悪いことは起きない」と学ぶことで、その対象をおそれなくなる。そうすることで、症状を薬で抑えるだけの治療と異なり、症状を治せる可能性がある。

私は彼らに少しずつ働きかけて、患者さんが「人前でしっかり話せた」「パニック発作を起こさずに会議を乗り切った」「デートができた」といった実体験を重ねられるよう、手助けをしている。

■抗うつ剤の大流行

１９８７年にＳＳＲＩの抗うつ剤「プロザック」が登場し、アメリカの「抗うつ剤時代」

が幕を開けた。この薬が爆発的な人気を博したので、すぐにほかの製薬会社もＳＳＲＩの「パキシル」「ゾロフト」といった対抗馬を世に出した。

１９９０年代に入ると、ＳＮＲＩの抗うつ剤である「イフェクサー」「プリスティーク」「サインバルタ」も登場した。こうした薬剤は、セロトニンのほか、うつに関係しているもう1つの神経伝達物資「ノルアドレナリン」も増やす作用がある。

アメリカ疾病予防対策センター（ＣＤＣ）の統計を見ると、アメリカでの抗うつ剤の処方件数は、１９８８年から２０００年までで3倍に増加し、２０１１年には2億６４００万件に達した。今ではＳＳＲＩの抗うつ剤は、コレステロールを下げる薬に次いで、アメリカで最も多く処方されるレベルの薬になっている。こうした数字は、ある程度は当然のことのように思える。というのも、アメリカの医学上の障害の原因の1位が「うつ」だからだ。

うつは、治療を必要とする病気だ。大うつ病性障害の診断基準に当てはまる患者にとっては、抗うつ剤と認知行動療法などの実績のある心理療法が、糖尿病患者にとってのインスリンと同じくらい欠かせない。うつを治療しないでいると、衰弱するばかりか、生命に関わるおそれもある。もう一度言おう。うつは「病気」なのだ。だから治療しなければならない。

だが困ったことに、うつ病の性質のせいで、本当に苦しんでいる人（おそらく、うつ病を抱えているアメリカ人の半数近く）が治療を受けていない。それも無理はない。うつ病はエネルギーや意欲、希望を奪う病気だからだ。

また、うつ状態のときには、自己嫌悪に陥りやすい。自己嫌悪に陥っているせいで、自分のうつ病の症状を、性格上の欠陥だと思い込んでしまうのだ。さらに、うつ病の人々のもう1つの問題は、助けを求めるのは弱い証拠だと思っていることだ。そう思っているから、のどから手が出るほど助けが欲しいときでさえ黙っている。

こうした悲劇の一方、治療を受け、抗うつ剤を服用している人の多く（実際には3分の2近く）が、本当の「うつ病」ではない。アメリカでは毎年、SSRIの抗うつ剤が2億5000万件以上処方されているが、本当に必要なものは8300万件程度ということだ。

■抗うつ剤はサプリメントで置き換え可能

抗うつ剤が必要ないのに、それを飲んでいるとしたら、実際には何のメリットもなく、自ら頭の調子と気分を悪化させている可能性がある。

SSRIの抗うつ剤には、次のような副作用があり、服用している人のほとんどが、このうちの少なくとも1つは経験するという。体重増加（ある調査では、服用している人の約25％が約4・5kg以上増加した）、性機能障害（ある調査では、服用している人の約50％が経験している。もっと多くが経験したという調査結果もある）、吐き気、倦怠感、不眠。

持続性の倦怠感が、抗うつ剤の大きな副作用の1つになっている。このことから、抗うつ剤が、休息や記憶の固定にとても重要な「レム睡眠」を妨げている可能性がある。レム睡眠は、体は筋肉が弛緩して休息状態にあるが、脳が活発に活動している状態のこと（「ノンレム睡眠」とは、脳が完全に休息した状態のことだ）。もし、あなたが、このレム睡眠を十分にとれていないとしたら、たぶん1日中倦怠感を抱えている。

また、抗うつ剤がレム睡眠を妨げているのなら、夜に脳内の「レセプター」が、休息をとるのも妨げている可能性がある（レセプターは、細胞表面や内部に存在し、細胞外の神経伝達物質と結合して、細胞の機能に影響を与える物質）。レセプターは、夜の休息を通じ、セロトニンなどの気分を改善する化学物質への感受性を取り戻しているので、夜の休息を妨げられたら感受性を取り戻せないことになる。

問題はほかにもある。ＳＳＲＩの抗うつ剤は、効き目がはっきり現れるのに1ヵ月から6週間かかることがあるが、副作用の多くは服用開始直後に現れる。だから、うつが改善する前に、しばらくは調子がさらに悪くなるのを我慢しなければならないことが多いのだ。

では、薬を減らしたりやめたりしたときはどうなるだろうか？　ＳＳＲＩの抗うつ剤をやめると、怒りっぽくなったり、不安や倦怠感を抱いたりすることがある。服用量を大幅に減らした場合は、自殺のリスクが2倍に高まるという調査結果もある。

抗うつ剤が、癌（とくに乳癌と卵巣癌）と関連があることを示す調査結果もいくつかある。ＳＳＲＩの抗うつ剤は、抗癌剤の効き目を低下させることもあるようだ。調査によれば、癌の治療をしながら抗うつ剤を服用した女性たちは、死亡率が高かったという。

ＳＳＲＩの抗うつ剤は、死や脳卒中に繋がるおそれもある。２００９年に、閉経後の女性たち（この層は、抗うつ剤を服用している人の割合が多い）10万人を対象とした追跡調査の結果が発表された。抗うつ剤を5年以上服用していた女性たちは、服用していなかった女性たちに比べて、脳卒中の発生率や死亡率がはるかに高かったという。

抗うつ剤が大人気を博していることからもわかるように、多くの人が、自然な療法でうつ病を治せるとは思っていない。だが「プロザック」と、ＥＰＡを多く含む「オメガ3サプリメント」の効果を比較する実験では、うつ病患者の症状を抑えるのに、この２つが同じくらい効果があったという。２つの違いは、前者は副作用を伴うが、後者は健康にいいということだ。

■ＡＤＨＤ治療薬の罠

うつ同様に「ＡＤＨＤ」も病気だ。この病気は、通常、子ども時代に表面化する。子ども時代にＡＤＨＤと診断された人の65％が、大人になっても症状が続くという。また、うつと同様、ＡＤＨＤも治療を必要とし、治療には薬剤が使われることが多い。

精神刺激剤の「アデロール」が、ＡＤＨＤ治療用の主力商品となっている。脳スキャンを使った調査によれば、この薬を長期的に服用した子どもは、注意と抑制に関与する脳の部位に改善が見られたという。子どもの脳が学習できるように手助けするのは、子どもの将来に継続的な意味を持つことにもなるだろう。

だが「アデロール」を使っている人の中に、本当にADHDを抱えている人はどのくらいいるのだろうか？　仲間に後れを取りたくなくて、「アデロール」を成績アップのためだけに飲んでいる人はどのくらいいるのだろうか？

「アデロール」は、1990年代にFDAに承認された。以降、この薬を飲む人がどんどん増え続け、毎年、数千万件もの処方箋が書かれている。

2011年には「アデロール」に80億ドル（約9800億円）近いお金が使われた。その4年前には40億ドルだったので2倍に増えており、メーカーにとっては、精神刺激剤は多額の利益を生み出すドル箱商品になっている。精神刺激剤を使っているヤングアダルトの数も、2007年から2011年のあいだに2倍に増えた。

精神刺激剤を使っているのは、青少年だけではない。「アデロール」は新世代の母親たちの救世主になっている。「アデロール」を使っているのは、主にシングルマザー、ワーキングマザー、共働きなのに生計が立てられない母親だという。

調査によると「アデロール」は常用癖がつきやすく、いくつかの離脱症状（薬を減らしたりやめたりすることで生じる一連の症状）を伴うことがわかっている。いったん常用癖がついたら、そこから抜け出すのはヘロイン中毒と同じくらい難しいという。「アデロール」には「ブラックボックス警告（処方薬の深刻なリスクについての警告文。黒色の枠で囲まれていることからこう呼ばれる)」もついており、アメリカの法律でコカインやメタドン、モルヒネと同じカテゴリーに分類されている薬でもある。きわめて重大な薬物なのだ。

ただし、この薬を手に入れるのに、子どもから盗んだり、ヤクの売人を探したりする必要はない。今では、どんな症状を医師に伝えれば「アデロール」を処方してもらえるかを、インターネットで調べておけば、大学生でも入手できる。近年、新しい診断マニュアルが作られ、大人のADHDの診断基準が緩和された。今後「アデロール」の処方はますます増えるだろう。

今では、アメリカの大学のキャンパスに「アデロール」があふれている。一部の大学では学生の25%が、処方箋なしで手に入れた精神刺激剤を使っているという。つまり「アデロール」などの薬剤を不正に入手したり、偽の処方箋で入手したりしているということだ。

では、それほど多くの学生が「アデロール」を使っているなら、使っていない学生が不利にならないだろうか? 法学や医学といった競争が激しく、順位づけされる分野では、不利になるかもしれない。それも困った話だ。

■抗精神病薬とコマーシャルの関係

「エビリファイ」(大塚製薬が開発し、日本では2006年に承認)などの抗精神病薬は、使われることが少ない採算の悪い処方薬も、消費者向けに直接コマーシャルを流せば、大ヒットすることを示すいい例だろう。薬の違法な広告活動は、アメリカとニュージーランドを除き、世界のたくさんの国でおこなわれている。

抜け目のない広告キャンペーンの助けを借りて、抗精神病薬の売り上げは、過去10年で2倍に伸びた。子どもへの「非定型抗精神病薬」（特許が切れた第一世代の抗精神病薬を「定型抗精神病薬」と呼び、それよりも新しい第二世代の抗精神病薬をこう呼んでいる）の処方も、2002年には290万件だったのに、2009年には480万件に増えている。

製薬会社にとっては、そうした新しい抗精神病薬は、古いものよりはるかに利益になる。特許が切れていれば、どの製薬会社も、ブランド商品の製剤を安く作れるからだ。実際、一連の抗精神病薬は、精神治療薬の中で、最高の利益を上げている部類に入っている。

だが抗精神病薬は、重大な副作用を伴う重大な薬だということを忘れないでほしい。非定型抗精神病薬は、認知症、体重増加、心臓血管疾患と関連性がある。非定型抗精神病薬を服用した子どもたちは、2型糖尿病の発生率が3倍におよんだという調査結果もある。

それにもかかわらず、適応症として承認されていないＡＤＨＤの治療に使われることが増えている。大人の糖尿病患者が服用した場合は、認知症の発症率が高いという。

抗精神病薬のコマーシャルは、こんなメッセージを伝えている。

「あなたが悲しい気持ちになったときや、何らかの形で苦しんでいるときには、たぶん精神病の治療薬を使ったほうがいい」

確かに、薬が必要な人もいる。でも、あなたはどうだろう？ **あなたが「悲しい気持ち」になっているなら、それはあなたが間違った人間関係を築いているとか、間違った仕事に就いていると知らせるシグナルではないだろうか。**もしそうなら、自分の生き方を変えるいい機会だ。そうすれば、気分を長期的に改善できる。

■スタチン薬などの非精神系薬剤

1987年にFDAが、コレステロール値を下げる薬剤「スタチン薬」を承認した。以降「スタチン薬」はたちまち、アメリカで最も幅広く使われる（そして最も利益のある）レベルの薬にのし上がった。55歳以上のアメリカ人は、4人に1人が服用しているという。今後は「スタチン薬」を服用する人の数が爆発的に増えると予測されている。

「スタチン薬」には、心臓まひを防ぐ効果もある。そんな薬が頭の調子や気分に関係するとは思えないかもしれないが、認知機能の低下やもの忘れ、認知症、アルツハイマー病との関連が確認されている。血糖値を上昇させることもわかっている。

すでにお伝えした通り、血糖値の上昇は、ブレイン・フォグ、ひいては認知症に繋がるおそれがある。閉経後の女性がスタチン薬を服用した場合は、認知症の発生率が48％高まるという調査結果も報告されている。スタチン薬や、ほかの数えきれないほどの処方薬にリスクがあるのは、脳が働くのに必要な栄養素の吸収を妨げるからだ。

「スタチン薬」は、酵素「コエンザイムQ10」を激減させる。この酵素は強力な抗酸化物質で、細胞の成長に欠かせない。市販薬や処方薬の多くが、ビタミンB類を激減させるおそれがある。ビタミンBは、気分やエネルギーを高めるのに欠かせない。

安全性がきわめて高いと思われている薬でさえ、脳に影響する疾患との関連が確認されている。たとえば近年の調査で、妊娠中にアセトアミノフェン（商品名「タイレノール」）を服用した場合は、生まれた子どものADHD発症率が高いことがわかった。また、数えきれないほどたくさんの薬剤とうつ病との関連が確認されている。

本当に薬を必要としているなら、どんな薬であれ、必ず服用する必要がある。一錠の「スタチン薬」で、命を落としかねない心臓まひを防げるなら、あなたは服用を続けるべきだ。だが、次に服用量を増やす前に立ち止まって、自分にこう問いかけてみてはどうだろう。「心臓血管の健康を管理するために、自分にできることはすべてやっただろうか？」

あなたがすべてやった上で、それでも「スタチン薬」や降圧剤が必要なら、薬の悪影響を防ぐために、必ず食べものから適切な栄養を取り込んでおこう。あなたが処方薬を飲んでいるときには、飲んでいないときにも増して、健康的なライフスタイルを維持する努力が必要なのだ。ビタミン剤でさえ問題になる可能性がある。それは、喫煙のような不健康な習慣の埋め合わせにビタミン剤を飲んでいる場合だ。

近年の調査では、ビタミン剤を飲んでいた人たちより、飲んでいなかった人たちのほうが

少し長生きしたという。この調査に参加したビタミン剤を飲んでいた人たちは、飲んでいなかった人たちよりも、健康に悪い選択をすることが多かったのではないだろうか。

悪い結果を避けるには、薬剤や栄養剤を飲んでいるからといって、体にいいものを食べ、体にいい選択をするのをおろそかにしないことだ。

小さなオレンジ色の処方薬ボトルには問題が多い

あの小さなオレンジ色のボトルが心理に大きく影響するのは、私もよくわかっている。あのボトルはこう言うのだ。

「私はパワフルよ。あなたをいい気分にしてあげる。お医者さまが私を処方したんだから、私はあなたの役に立つにちがいないわ」

だから、あなたはこう思ってしまう。

「食べものを切り替えるとか、生活環境をどうこうするより、この錠剤のほうが効き目があるにちがいない。それに、自然療法とやらがそんなにいいなら、大手製薬会社が自然のものから処方薬を作らないのはどういうわけ？」

じつは、ほかの国ではそれがおこなわれている。ドイツでは、抗うつ作用のあるハーブ「セント・ジョーンズ・ワート」（セイヨウオトギリソウ）が、「プロザック」よりもはるかに多く処方されている。

アメリカでは、自然療法に使われるセント・ジョーンズ・ワートやターメリックなどは、薬局のカウンターの後ろの棚ではなく、食品売り場に置かれている。法律で、そのように定められているのだ。

自然療法のいくつかは、オレンジ色のボトルに入った薬より、気分を改善する効果がたぶん高いし、副作用が少ない。実際、オメガ3脂肪酸を使うような自然療法の副作用といえば、肌がきれいになるとか、寿命が延びる、たくさんの重大疾患のリスクを減らすといったことなのだ。

薬を使わない療法といえば「心理療法」はいかがだろう？

お金の面では、短期的には「ザナックス」などよりもはるかに費用がかかる。とはいえ薬の効果は、あなたが飲むのをやめたら終わってしまうが、6ヵ月間の認知行動療法の効果は、生涯続く可能性がある。長期的にはお金の節約になるのだ。

心理療法を受けたり、ライフスタイルを変えたりするのは、錠剤を飲むよりも努力と熱意と意欲を必要とする。それでも、取り組む価値は十分にある。

第8章 家庭内に潜んでいる「毒素」と戦おう

食べものについて賢い選択をすること。薬の服用を抑えること。十分な睡眠をとること（第10章を参照のこと）。こうしたことはどれも、脳をうまく働かせるのに欠かせない。

だが、頭の調子と気分を最高の状態にするには、食べものや大気、水に含まれている「毒素」と戦う必要もある。そうすることで、気分の落ち込みやブレイン・フォグの根本原因に対処することになる。毒素と戦うことは、頭の調子と気分を改善するための全体的な取り組みの一部でもある。

私たちの多くは気づいていないが、私たちのまわりの農薬や汚染物質が、脳の働きを妨げ、頭をぼんやりさせ、ひいては、知能指数の低下、うつ病、不安症、多動性、攻撃的行動、ＡＤＨＤ、発達障害、知的機能の低下、認知機能の低下、認知症、癌など、数多くの恐ろしい症状を招いている。

脳に悪影響を及ぼす環境毒素は、年々増えているように思える。環境毒素は、あなたの家の冷蔵庫の中や水道水にも入り込んでいる可能性があるのだ。

政府は、そうした脅威のすべてからあなたを守ってくれるわけではないので、あなたは、自分でそうした環境毒素から身を守る必要がある。

いつもの飲料水に有害な物質が潜んでいる？

飲料水は健康維持に欠かせないが、何らかの水質汚染物質が、あなたの頭の調子や気分を低下させている可能性がある。

その疑いのある物質はたくさんある。たとえば、飲料水中の「マンガン」は、子どもの多動性や数学の成績が悪いこととの関連が確認されている。

念のために、安価な「活性炭フィルターつきのウォーターピッチャー（水差し）」を購入しよう。それを使えば、マンガンの60〜100％を除去できる（日本では水道法で、水道水のマンガンを1リットル当たり0・05mg以下に抑えることを義務づけられている。ただし井戸水の中には、多かれ少なかれマンガンが含まれている）。

古い家庭用水道管の中には、脳に最もダメージを与える毒素の1つ「鉛」が含まれているものもある。

あなたが水を保存する容器にも、問題がある可能性がある。プラスチック製のウォーターボトルを買うときには、「BPAフリー」のものを探そう（日本では、BPAを使っていない製品でも、「BPAフリー」の表示は積極的にはおこなわれていない。ただし海外の「BPAフリー」製品は、密閉容器やマグカップなど、数多く輸入されている。プラスチック製食品保存容器へのBPAの使用は、フランスなど一部の国では禁止され、アメリカでは控えるよう警告が出されているが、日本では禁止されていない）。

ただし、近年、ＢＰＡフリーのプラスチックにも、危険な毒素が含まれているという調査結果も出ているので、ガラスやステンレス製のウォーターボトルのほうが安全だろう。

ペットボトル入りの水を買ったときは、それを車やガレージに置いたままにするのはやめよう。熱によって、プラスチックから化学物質が溶け出るからだ。子どもの成長中の脳は、毒素でダメージを受けやすいので、子どもが飲む水にはとくに注意しよう。

調理器具があなたを不調にしている可能性がある

自分の食べものを管理し、血糖値スパイクを抑えたいなら、自宅で調理するのは大事なことだ。だが、調理に使う道具には注意を払う必要がある。

こびりつかない（フッ素樹脂加工の）フライパンは、パーフルオロオクタンスルホン酸（ＰＦＯＳ）や、パーフルオロオクタン酸（ＰＦＯＡ）といったフッ素化合物を使って製造されることが多い。

調査では、母親の子宮の中でこれらの化学物質に接していた赤ちゃんは、接していなかった赤ちゃんに比べて、出生時の体重が少なく、頭囲が小さかったという。ラットを使った実験では、ＰＦＯＡが腫瘍を発生させることが確認されている。

安全で、こびりつかないセラミックベースのものも出回っているが、私としては、こびりつかないフライパンに代えて、鉄やステンレスのものを使うことをお勧めする。

それでも、いわゆる「テフロン」を使いたい方のために、常識的なガイドラインを示しておこう。化学物質は摂氏260度を超えると分解し始め、摂氏360度あたりで、有毒な気体や発癌性物質を発生させることがある。だから、低温か中温で調理しよう。

フライパンは、厚手のもののほうがいい。そのほうが、高温になるまでに時間がかかるからだ。そして、窓を開けるか、換気扇のスイッチを入れよう。

最後に、フライパンのコーティングに傷がついたり、はがれたりしてきたら、処分しよう。この手のフライパンは古くなるほど、毒素が発生しやすくなる。

目に見えない毒素――室内のよどんだ空気

私たちの家の中で、目に見えない毒素――細菌を保有するイエダニ、加熱調理の排気や掃除機の排気、たばこの煙、ペットのふけなどに含まれる粒子、人が外から運び込んだ花粉や農薬、重金属などの汚染物質――が舞っている可能性がある。

こうしたものは、知的な作業を実行する能力を低下させたり、癌などの重大な疾患を発症させたりするおそれがある。

そうした作用を弱めるために、定期的にほこり払いとモップがけをし、電気掃除機にはHEPA（高性能）フィルターをつけ、空調設備（冷暖房設備）を整えよう。また、そうした毒素との接触を減らすために、手も頻繁に洗おう。それから、インテリアを少々修正する必要があるかもしれない。

アメリカの環境保護庁は、２００１年、保育施設で使われる塗料の鉛の含有量を制限した。鉛中毒の事例がいくつか報告されたからだ。

だが、今でも多くの塗料に、私たちの家の中の空気に悪影響を及ぼす危険な化学物質が含まれている。部屋の壁にペンキを塗るときには、環境にやさしい塗料を使うことを考えてみてはどうだろう。

何より大事なのは、自然の空気を室内に取り込むことだ。室内の空気は、たいていは外の空気よりもはるかに汚れているので、窓は可能な限り開けたままにしておこう。

それから、家の中に持ち込む土を、最低限に抑える努力をしよう。玄関口で靴を脱ぐことで、家の中のＰＣＢ毒素を含むほこりの量を大幅に減らせることが、調査でわかっている。

また、各部屋に室内用鉢植えを置くことを考えてみてはどうだろう。室内の植物は空気をきれいにするし、心を落ち着かせてくれる。

なかには、ベンゼンやホルムアルデヒドを空気から取り除くのが、ほかの植物より得意なものもある。ヤマドリヤシ、カンノンチク、バンブーパーム、イングリッシュアイビー（ヘデラ）、シンノウヤシ、ボストンタマシダ、ピースリリー（スパティフィラム）などは、あなたが吸う空気をきれいにするのに、とくに効果がある。

洗剤の問題点――掃除中にぼんやりしてない？

家の掃除をしている最中に、頭をぼんやりさせないようご注意を。住居用洗剤は、毒性のないものを選ぼう。また、クリーニング屋さんは、環境にやさしい店を選ぼう。ドライクリーニングに使われるテトラクロロエチレンという化学物質は、子どもの精神疾患との関連が確認されている。少なくとも、ドライクリーニングの袋やカバーから服を取り出し、外やガレージで空気に当ててからクローゼットにしまうようにしよう。

マットレスやカーペット、家具の難燃剤に使われているポリ臭素化ジフェニルエーテル類（ＰＢＤＥｓ）にも、注意が必要だ。アメリカの環境保護庁は、この物質を「残留性有機汚染物質」に指定している。ＰＢＤＥｓは体にいつまでも居残り、甲状腺《こうじょうせん》にダメージを与えるからだ。甲状腺がダメージを受けると、うつや体重増加に繋がるおそれがある。子どもでは、ＰＢＤＥｓと自閉症や低ＩＱ、認知機能の発達の遅れとの関連が確認されている。

芝生の手入れも、あなたの脳に悪影響を及ぼしている可能性がある。芝生のゴキブリを駆除するスプレー殺虫剤は、カルバメート化合物で作られている。この物質は、子どもの脳の発達を妨げることが確認されているので、殺虫剤は慎重に選ぼう。それから、家の中の虫を殺すために有害な化学物質を使う前にも、もう一度よく考えよう。

いくつかの簡単な方法で、ＰＢＤＥｓの悪影響を最低限に抑えることができる。「３週間プログラム」では、第1週に「ビタミンB類」や「葉酸」を多く含む食品を食べ、第2週に「運動」に取り組み、第3週に「ストレス解消」になる取り組みを実行することになる。**こうしたことに取り組むことで、あなたがＰＢＤＥｓによる健康問題を抱えたり、お子さんたちが発達障害になったりする可能性を低下させることができる。**

毒素で悪影響を受ける場合は、たいていは、いくつかのリスク要因が重なっている。たとえば、この本で勧めている食品を食べている人は、ジャンクフードばかり食べている人に比べて、同じ量のＰＢＤＥｓに接触しても、甲状腺がダメージを受ける可能性は低い。生活の1つの側面の中のリスク要因を減らすことで、すべての側面のリスクを減らすことになるのだ。

運動の勧め――毒素は脂肪に蓄積する

この本のほかの章でお伝えしているアドバイスは、様々な毒素の悪影響を回避するのにも役に立つ。それは、あなたが全体的に健康になればなるほど、毒素の影響を受けにくくなるからだ。血糖値スパイクを減らし、運動を増やしたら、ブレイン・フォグや認知症のリスクを減らすが、それだけではなく、体重を減らす効果もあり、体重が減ったら、毒素から身を守るのに役立つことになる。

というのも、ＰＢＤＥｓなどの残留性有機汚染物質は、脂肪に蓄積するからだ。体に余分な脂肪がたくさんあるほど、蓄積する毒素の量も増えることになる。

毒素は、もちろん動物の脂肪にも蓄積するので、ノンオーガニックの家畜の脂肪分の多い肉は、脂肪の少ない肉よりも有毒ということになる。

あなたの体の中の脂肪を減らすのは、毒素のリスクを減らすのに驚くほど効果がある。だから、運動をしに出かけ、できるだけたくさん汗をかこう！

たいていの場合、皮膚が最初に毒素や環境汚染物質に接触する。だから、ジムで汗をかいているあいだは、毒素をシャットアウトできることになる。

運動後は、天然のサケやオメガ3脂肪酸が多く、毒素が少ない魚でエネルギーを補給しよう。魚油を摂取していた人たちは、汚染された空気に接したことの悪影響を実際に回避できたという調査結果もある。

目には見えないものの悪影響に怯《おび》えて暮らすのは避けるべきだが、生活環境をきれいで健康的なものに改善する簡単な方法はたくさんある。それを実行したら、あなたは、あなたの体と脳から感謝されるはずだ！

第4部

「脳にいい」
ライフスタイルへの改善

第9章　座ってばかりの生活を改めよう

ダグは妻と3人の子どもとともに、ベッドルームが4つもある大きな家に住んでいる。ただし、彼が会計士として働いている会計事務所までは、車で1時間かかる。ダグ一家は、3人目の子どもが生まれた後、その家に引っ越した。都市部からはかなり遠くなってしまったが、郊外の生活には喜ばしい面もいくつかあった。

たとえば、家は広くなったし、公立校の質も以前のところよりいい。真夜中に、救急車のけたたましい音が聞こえることも、ほとんどなくなった。だからダグは、家族にとって、正しい選択だったと信じている。でも彼にとっては、いいことばかりではなかった。

まず、通勤に車で2時間かかるので、早く家を出て、遅く帰るようになったが、父親としての務めもあるので、睡眠を十分にとれなくなった。妻への恋心なんて、遠い昔の思い出でしかなく、最後に2人きりでディナーを食べたのがいつだったかも思い出せない。

彼のエネルギーレベルは低下し、体重は増加した。たったの2年間で30ポンド（約14kg）も増えたのだ。

そこで、まずは「10日間炭水化物抜きダイエット」に挑戦した。なんとか10日間の苦行を乗り切り、数ポンドほど減量できたが、信じられないくらいおなかがすいたし、ひどく怒りっぽくなってしまった。

次は、ハードなトレーニングで知られる1ヵ月間のウエイトリフティング教室に通うことにした。数百ドル（数万円）の受講料を支払っていたが、2回出席しただけで頓挫《とんざ》した。

またダグは、交通渋滞を避けるために1時間も早く家を出ていたが、朝早くから起きていることで、勤務中の同僚やクライアントとの会話に支障をきたすようになってしまった。

彼は、自分の人生から「喜び」がすべて奪い取られたように感じていた。妻や子どもたちを愛してはいるが、あまりにも疲れているので、彼らと過ごしても楽しめないし、彼らを気にかけるということさえできなくなっていた。彼はこう言った。

「自分に何ができるか、わからなくなってしまいました。たとえ、僕たちが引っ越したいと思ったとしても、それもできません。家の売却価格より、ローン残高のほうが多いんです。仕事をやめることもできません。正直言って、どうにも身動きが取れないと感じています。こんな調子で、あと25年間暮らすなんて無理です。何かを変えないといけない」

ダグは、絶望的な口調になっていた。

私は元気づけるような笑顔を彼に向け、こう言った。

「あなたに朗報がありますよ。私はね、解決法はあなたが思っているより、ずっと簡単だと思ってるんです」

ダグが問題を解決するときの「オール・オア・ナッシング思考（ものごとは白か黒かのど

ちらかしかないという考え方)」が、彼自身を苦しめていた。だから、彼がグレーゾーンの解決法を理解するのを手助けするのが、私の仕事となった。

彼が頭の調子と気分を改善するのに、朝の4時に起きたり、1日も欠かさずブートキャンプ(短期集中トレーニング)に通ったりする必要はない。彼に必要なのは、毎日昼休みに散歩すること、それから炭水化物を(「抜き」にするのではなく)減らすことだった。

職場では毎日、階段を使うことにした。電話には、ワイヤレスのヘッドセットを使って対応することにしたので、1時間に少なくとも2回は、立ち上がって動くようになった。ダグは、簡単で継続可能な方法を選ぶことが成功に繋がることを理解し始めた。

また、ダグ夫妻は週に1度、夜のデートを計画することにした。ダグは、以前より妻との繋がりを感じるようになったことで、人生に希望が持てるようになった。希望を持てるようになったことが、エネルギーレベルが高まるという予想外の結果に繋がった。

デートのときは、車を使わず、レストランまで800メートルほどの距離を歩いた。それは運動になっただけではない。充実したひとときを一緒に過ごし、1日のストレスを和らげるいい機会になったのだ。

さらに、午後のカフェラテとポテトチップスも、氷を浮かべた90mlのエスプレッソとプロテインバーに切り替えた。数ポンド減量したことで、ダグは子どもたちと遊ぶエネルギーも湧くようになった。

「運動」と「脳」は密接な関係にある

私たちは、どうして体を動かさなくなってしまったのだろうか?

まず、私たちが通勤のために座っている時間が長くなった。アメリカ人は毎日、平均25分かけて通勤している。職場に着いてからも、1日中座っている人が増えている。アメリカでは、1970年から2000年までのあいだに、座りっぱなしの仕事に就いた人の数が2倍になったという。何より衝撃的なのは、私たちがテレビをあまりにも長く見ていることだ。

2000年代初頭には、アメリカ人がテレビを見ている時間は、平均で1日に4時間程度だった。ところが2012年には、5時間15分に跳ね上がった。

この数字には、テレビ画面で録画やDVDを見た時間も含まれている。つまり、この数字は、私たちが古いテクノロジー（リアルタイムのテレビ放送）を、新しいテクノロジー（録画の再生）に置き換えたわけではなかったことを示しているのではないだろうか。

テレビ画面を5時間以上も見ているだけでも、かなりの時間をカウチに座り込んで過ごしていることになるが、それに、スマホでインターネットを見て回ったり、タブレット端末でユーチューブを見たり、ノートパソコンでオンラインショッピングをしたりしている時間も足したら、本当に恐ろしい数字になる。2013年のリポートによれば、平均的なアメリカ人は、じつに1日に12時間5分もの時間を、主要メディア（テレビ、インターネット、スマートフォン、ラジオ、雑誌、新聞など）に費やしているという。

あなたは、こう思っているかもしれない。

「仕事を終えてから寝るまでの時間を、テレビを見て過ごしたり、スマホやタブレットを１日中操作したりするのは、それほど悪いことなのだろうか……」

どうやら、すごく悪いようだ。**メタ分析によれば、被験者たちのテレビを見ていた時間が２時間増えるごとに、２型糖尿病の発症率が20％ずつ高くなり、死亡率は13％ずつ高くなったという。**被験者のうち、最も長くテレビを見ていたグループは、１日に１時間しか見ていなかったグループに比べて、死亡率が61％も高かったそうだ。

身体活動レベルの調査では、年を追うごとに「ほとんど動いていない」とみなされる人が増えている。ＣＤＣが「inactive（ほとんど動いていない）」に分類した人の数は、２００８年には全体の36％だったが、２０１２年には43・３％に増えている。

２０１４年の別調査では、60歳以上の男女約２０００人の被験者のうち、身体活動レベルが政府の基準に達している人はわずか６・２％に過ぎず、被験者たちの座っていた時間が１時間増えるごとに、身体障害を抱えている人の割合が50％ずつ高くなっていたそうだ。

研究者たちは「座り病（sitting disease）」という新語も作り出した。座り過ぎが、肥満や心臓血管疾患を招いたり、何らかの原因による死亡率を50％高めるなど、様々な弊害を生むことがわかったからだ。座り過ぎは、首の筋を違える、肩や背中が凝る、椎間板《ついかんばん》を痛めるといった骨格上の問題や、血行不良、結腸癌、膵臓によるインスリンの過剰生産といった体内の問題に繋がることも確認されている。

たった6分の歩行が「座り病」を予防する

だが、朗報もある。ごく簡単な方法で、そうした問題を予防できるのだ。たとえば、1時間ごとに6分ほど、歩行程度の軽い運動をおこなうといったことだ。こうした運動は、食べた直後はとくに大事なようだ。次のような実験がおこなわれている。

まず、被験者たちに760キロカロリーを摂取してもらい(このカロリー量は、私たちのほとんどが昼食や夕食で摂取する量とほぼ同じだ)、その後の血糖値をモニターした。

次は、別の日に同じ量のカロリーを摂取してもらい、その後1時間ごとに6分ほど軽く歩いてもらったところ、血糖値の上昇が20％抑えられたそうだ。夕食後の散歩を楽しむ人が多いのは、もっともな理由があったのだ。そのぐらいのカロリーを摂取した後は、軽く動いたほうが体にいいというわけだ。

あなたがもっとハードな運動をほとんど毎日おこなっているとしても、1日の中に運動を小刻みに組み込む必要がある。2010年の調査によれば、定期的に運動していても、車に乗っている時間とテレビを見ている時間(どちらも座りっぱなしの時間)が週に23時間を超えていた男性たちは、週に11時間以下だった男性たちに比べて、心臓病による死亡率が64％高かったという。

1回のハードな運動よりも（あるいは1回のハードな運動に加えて）、1時間に数分間動くことが大事なのだ。私たちがテレビやスマホ、パソコンの前で過ごす時間が長いほど、脳や体がダメージを受けている可能性が高い。ダメージを防ぐには、ライフスタイルを改善し、もっと動く必要があるのだ。

運動は「ハードさ」より「継続性」が大事

定期的な運動が、健康的な体重を維持するのに役立つことは、私たちのほとんどが知っている。でも運動は、ほとんどの人が思っている以上に、脳にもプラスになる。**運動は、気分を高めるための最善の手段である可能性がある。**エネルギーレベルを高めたり、不安やうつと闘ったりするのに、非常に効果があるのだ。

実際、数多くの調査で、抗うつ剤より定期的な運動のほうが、気分や認知機能の改善に**効果があった**という結果が出ている。運動することで、「エンドルフィン」などの気分を高める脳内化学物質や、「脳由来神経栄養因子（BDNF）」と呼ばれる、脳内で細胞の成長を助けている物質を増やすことができるのだ。

運動のうつ病への効果を調べるために、次のような実験がおこなわれた。うつ病患者を3つのグループに分け、1つ目のグループには、一般的な抗うつ剤「ゾロフト」を投与した。

2つ目のグループには「ゾロフト」は投与せず、毎日45分の運動をしてもらった。3つ目のグループには「ゾロフト」を投与し、運動もしてもらった。4ヵ月後には、どのグループにも同じような改善が見られた。では、10ヵ月後はどうなっただろうか？

「ゾロフト」を服用していたグループでは、38％の患者にうつ病の一部の症状の再発が見られ、服用も運動もしていたグループでも、31％の患者に再発が見られたのに対し、運動をしていただけのグループでは、8％の患者にしか再発が見られなかったそうだ。

患者たちが運動を毎日続けたというのが、この実験のミソだ。毎日続けていなかったら、これほどの効果は出なかったはずだ。とはいえ、患者たちはハードな運動は何もしていない。ジョギングをしたり、サイクリングマシンをこいだりした程度だ。**この実験結果は「継続すること」が「ハードであること」に勝ることを物語っている。**

運動の効果は、気分や頭の調子の改善だけにとどまらない。運動することで、BDNFが刺激される。するとBDNFがニューロンの新生を促し、アルツハイマー病を引き起こすプラークを減らすことになるのだ。

また、運動の効果を得るのに、たくさん動く必要もない。実験では、毎日1マイル（約1600メートル）――歩数にして、たったの2000歩――歩いただけで、認知機能障害や認知症などの記憶障害の発症率が50％低下したという。この実験では脳画像検査もおこなわれ、1日1マイルのウォーキングを続けていた人たちは、海馬（学習の中枢）や前頭前皮質

（最も高度な機能に関与する部位）などの重要な部位が、しだいに大きくなったという。

2000人以上の男性を対象にした調査では、1日に4分の1マイルしか歩いていなかった男性グループは、認知症の発生率が、最もたくさん歩いていたグループの1・8倍にものぼったという。動くことにこれほど大きな効果があるのだから、あなたの日々の生活に基本的な「動き」をもっと組み込んでみてはどうだろう？

それは、驚くほど簡単に実行できる。そうすれば、たちどころにあなたの見た目がさらによくなり、気分もよくなり、頭の調子も回転もさらによくなる。

「リーキー・ブレイン」とは何か？

私たちの体は、有害なものを排除しながら、必要なものを取り込むように作られている。「リーキー・ガット（漏れのある腸）」の場合は、未消化の食物や細菌が腸の内膜を通過して、本来あるべきではないところに漏れ出す。それが原因で、腹部膨満感、炎症、疲労感などの症状に見舞われる。

「セリアック病（グルテンを摂取すると、腸が有害なものが侵入してきたと勘違いし、自らの組織を傷つけてしまう自己免疫疾患）」や「グルテン感受性（あるいは非セリアックグルテン不耐症）」を抱えている人の腸では、「ゼヌリン」という分子のしわざで、リーキー・ガットが起きている。この分子が急増すると、有害な物質が、腸のバリアと脳のバリア「血液脳関門」

の両方を通過しやすくなる。「血液脳関門」というのは、脳に毒素が入るのを防いでいる脳の防御システムのことだ。

「リーキー・ブレイン（漏れのある脳）」とは、この血液脳関門が破られている状態だ。こうなると、炎症を引き起こす分子が血液脳関門を通過し、ブレイン・フォグやうつなど、さまざまな問題を起こす。私たち専門家のあいだでは、何年も前から「グルテン感受性」のある人の脳は、毒素の悪影響をより受けやすいことが知られていた。

ところが「リーキー・ブレイン」は、グルテンに弱い人たちだけに起こるわけではない、ということをうかがわせる画期的な調査結果が発表された。太り過ぎの人や座りっぱなしの人にも、リーキー・ブレインが起きている可能性があるのだ。もしそうだとしたら、太り過ぎの人や座りっぱなしの人は、ブレイン・フォグやうつになりやすいことになる。

２０１４年のマウスを使った実験で、太り過ぎのマウスは、炎症を引き起こす分子の血中濃度が高いことがわかった。さらに悪いことに、その分子は血液脳関門を通過して、脳の中に侵入したという。

そして侵入後は、脳の学習に関与する部位や、健全な気分に関与するシナプス（ニューロンから別のニューロンに情報を伝達するための接合部分）に悪影響を及ぼしたそうだ。

ただ、朗報もある。太り過ぎのマウスが運動したときには、炎症が減少し、機能しているシナプスが増加し、認知機能が改善されたそうだ。

処方箋は「体を動かすこと」

第2次世界大戦後、都市部に住む人たちの大移動が始まり、1950年には郊外に住む人の数が都市部に住む人の数を上回った。この大移動に伴い、車や電車で通勤する人が飛躍的に増えた。その後は年とともに、通勤時間が長くなっている。交通渋滞が悪化し、都市部の住宅価格が上昇して、都市部からさらに遠くに移住せざるを得ない人が増えたからだ。

調査では、車で通勤する距離が10マイル（約16㎞）増えただけで、血糖値が高くなり、身体活動は減少し、うつや不安を抱えている人の割合も高くなったという。

昨年、私は引っ越しをした。私が探していたのは、オフィスから歩いて5分以内にある物件だった。それが見つかった今では、オフィスまで1ブロック半、徒歩で100秒ほどのところに住んでいる。そうした究極の利便性を手に入れるために、犠牲にしたものもある。それは「スペース」だ。今の部屋は、以前のところよりもずっと狭い。バスルームは1つしかない。セントラルヒーティングもついていない。

でも、オフィスがすぐ近くにあり、2ブロック先にはすばらしい公園があって、そこに毎日のように犬を連れて行っている。お気に入りのスーパーまでも2ブロックしかないから、牛乳を切らしても車を出すことはない。

その結果、私は以前より幸せになって、心が安らぐようになり、ご近所さんとの繋がりも感じるようになった。車にまったく乗らない日も多い。

私はこういう体験をしたことで、歩いて行けるぐらい職場に近いところに住むのは、頭の調子や気分を改善する最善策の1つになることを学んだ。

とはいえ、たいていの人は、今の住居から引っ越すという選択肢を持っていないのは明らかだ。それでも、もしあなたが引っ越しを考えているのなら、「徒歩のライフスタイル」が実現できる引っ越し先を検討してみてはどうだろう。

引っ越しの「ひ」の字もない状況だとしても、いつもの行動のいくつかに修正を加えることなら、できるのではないだろうか。たとえば、家から歩いて行けるレストランがあるなら、そこを試してみよう。それから、料理の宅配を頼む代わりに持ち帰りで頼んで、自分で取りに行こう。たとえ夕食に30分余分に時間がかかることになっても、そうしたほうがいい。そのほうが楽しいことうけ合いだし、たぶん夜もよく眠れる。

あなたの家から10分程度のジョギングで行けるジムがあるだろうか?　もし今、車で30分かかるジムの会員になっているなら、そのジムほど大きくもおしゃれでもなくても、近くのジムに切り替えてみてはどうだろう。そのほうが、もっと頻繁に通うことにもなる。

「歩くこと」を最優先にする生活を始めたら、きっと驚くことになる。あなたの体と頭に、すぐに変化が現れるからだ。あなたが健康に暮らすには、「動くライフスタイル」を実現することが欠かせない。これについては、どんなに強調しても足りないくらいだ。

だから「7日間『エネルギー』革命」では、1日に44分の運動に取り組むことになっている。一度に44分の運動をおこなってもいいし、2回に分けても構わない。昼休みに22分間歩き、帰宅してから22分間ジョギングすることもできる。それが、あなたの残りの人生を押しつぶされずに過ごすために、今できることなのだ。

また、もしハードな運動をやりたくて、44分を過酷な運動で過ごしたいと思うなら、それでも構わない。**ただし、どんな減量目標があるにせよ、がんばり過ぎて燃え尽きたりしないようご用心を。**あなたの1日の身体活動を少しずつ増やす簡単な方法がたくさんある。座りっぱなしのライフスタイルを回避するための提案を、いくつかあげておこう。

・エレベーターやエスカレーターはできるだけ使わずに、階段を使おう。
・昼食後と夕食後に散歩に出て、あたりをひと回りしよう。
・携帯電話で友人と話をしているときには、イヤホンをつけて、近所を歩こう。
・職場で固定電話を使っているなら、コードの長いヘッドセットか、ワイヤレスのヘッドセットを用意しよう。
・テレビを見ているときには、コマーシャルのあいだに歩こう。フラフープや腹筋運動をやったり、プランクポジションをとったりしてもいいだろう。「プランクポジション」は体幹を鍛《きた》えることができるポーズであり、そのとり方は次の通りだ。

①うつ伏せになり、ひじを立てて、ひじが肩の真下になるようにする。
②体を持ち上げ、前腕とつま先だけで体を支えて、体を一直線にする。
このポジションをとるのは、最初は数秒だけにしておき、徐々に長くしていこう。

- 職場でスタンディングデスク（立ったまま使う机）を使ってみてはどうだろう。あるいは、椅子代わりになるサイズのバランスボールを購入して、椅子とバランスボールに交互に座ってみるのもいい。バランスボールに座ることで、コアマッスルを使い、より多くのエネルギーを燃焼させることができる。
- あなたの車を、職場やスーパーから遠く離れた駐車場に停めよう。駐車場の中で最も都合の悪い位置を選ぶことを習慣にしよう。
- 公共の交通機関を使っているなら、１つ手前の駅で降りて歩こう。
- 動物を飼おう。犬を飼っていたら、いやおうなしに、しょっちゅう散歩することになる！「連れ」ができて、「無条件の愛」を得られるというおまけまでつく。

もっと動こう。

そうすれば、頭の調子や気分の改善に欠かせないもう1つの要因――睡眠――をはじめ、あなたの生活全体がよくなったとすぐに気づくことになる。

第10章　質のいい睡眠のために必要な光、不要な光

ピーターは誇らしげにこう語った。

「私はまったくの宵《よい》っぱりでしてね。午前3時前に寝ることはありません。週に3、4回は徹夜です。そのほうが、都合がいいってのもあります。仕事でインドや中国の人とやり取りしないといけませんから。でも、私はラッキーですよ。もともと夜型人間でしたから」

彼は40代前半のウェブサイト開発者。原因のわからない問題を抱えていたので、私のところにやってきた。彼は交友関係が広いが、孤独を感じている。

つき合いの長い恋人もいるが、セックスの面でも、感情の面でも、完全に満足しているわけではない。健康的な生活を送ろうと努力し、運動もしているのに、ここのところ体重が増え始め、倦怠感や疲労感を覚えることが多いという。彼はこう言った。

「何もかもが、グレーゾーンの中にあるように思えるのです。すべてにまあまあ満足していますが、すごく満足しているわけではない。私自身もまあまあうまくいっています。でも、すごいアイデアとか創造力とか、そういうものにあふれているわけではない。なんとなく、惰性《だせい》で動いているようなものです。どうしてこうなっちゃったのか、わかりません。どうすれば治るのかも、わからないのです」

ピーターの食べものについて尋ねたが、問題がないように思えた。運動についても合格レベルに達していた。だが、彼が睡眠パターンについて話すのを聞いて、どうして彼の脳内化学物質がバランスを崩すにいたったのか、ようやくわかったような気がした。彼は気づいていなかったが、睡眠は色々な面で、私たちの脳内化学物質に大きな影響を及ぼしている。

睡眠には、学習能力や創造力を高める効果がある。また睡眠を通じて、脳の「自浄サイクル」のようなものが生まれるので、アルツハイマー病を引き起こすプラークを取り除いたり、ブレイン・フォグを予防したりする効果もある。さらに睡眠は、ストレスホルモン「コルチゾール」の分泌量に関係しているので、減量にも影響を及ぼすことになる。

そうした脳内化学物質が協力し合って、絶妙なバランスを保っているのだが、睡眠がたったひと晩かふた晩不足しただけで、そのバランスが崩れることもある。「不眠症」と「うつ」に、強い関連が見られるのも不思議なことではない。

私たちはもともと、夜は眠り、昼間は起きているように作られている。ピーターのように夜遅くまで仕事をしている人たちは、脳内化学物質のバランスが崩れている可能性がある。

その原因は、「サーカディアンリズム（概日リズム）」と呼ばれる24時間周期の体内時計に狂いが生じていることだ。夜遅くまで起きている生活が、ピーターに好都合なのは理解できるが、彼が軽度のうつに陥り、人生を楽しめないのは、睡眠が足りないことと、体内時計を狂わせていることが原因のように思える。

私たちの多くが、彼と同じように、夜遅くまで起きている生活をしている。その結果「眠れない」「起きられない」「熟睡できない」「眠るべき時間に眠れない」といった問題を抱えることになる。

どれもよくある問題だが、どれもが、ものごとを明確に考える能力や前向きにとらえる能力、注意力の低下に繋がるおそれがある。

脳は夜も光を浴びる生活に耐えられない

私たちの脳の「松果体《しょうかたい》」と呼ばれる器官が「メラトニン」というホルモンを作り、その「メラトニン」が、睡眠と覚醒《かくせい》を切り替える手助けをしている。松果体は、あたりが暗くなるとメラトニンの放出量を増やして、脳に「そろそろ活動するのをやめて、眠りにつく時間だ」とシグナルを送る。そして、夜が明けて窓から光が差し込むと、松果体はメラトニンを作るペースを落として、「そろそろ起きる時間だ」とシグナルを送るのだ。

私たちの体は、本来はそう働くように作られている。**外が明るくなったり暗くなったりするサイクルと、体の覚醒と睡眠のサイクルがシンクロしているのだ。**覚醒と睡眠のサイクルには、脳の「視床下部」という領域の中にある「視交叉上核《しこうさじょうかく》」と呼ばれる神経細胞集団も関与している。「視交叉上核」は、体の覚醒と睡眠のサイクルと、外が明るくなったり暗くなったりするサイクルをシンクロさせ、サーカディアンリズムを管理している。

「明かり」は、私たちが毎日ほぼ同じスケジュールで生活したり、仕事をしたり、遊んだりするのを可能にするすばらしいイコライザー（ずれを補正する平衡装置）だ。でも、あまりにも多くの「明かり」が突然現れたので、私たちの体は対処できずにいる。

近年では、私たちは四六時中「明かり」に囲まれている。その「明かり」は、宇宙からも見えるほど大量の超高層ビルからの光だけではない。私たちがつねにチェックしているスマホやタブレットの小さな光も含まれている。私たちときたら、ベッドの中にいるときでさえ、スマホをチェックしている。

さらに、ここ数十年で「明かり」の色まで変化した。エジソンの白熱電球や60ワット電球の「熱を発する赤っぽい光」から、蛍光灯やLED、パソコンやテレビ、スマートフォンなどの電子画面の「青みがかった光」に変わっている。

これらの機器は、どれも「ブルーライト（青色光）」を発する。「ブルーライト」は、本物の太陽光と同様に、脳がメラトニンを作るのを抑制することを得意とする。そんなライトを四六時中浴びていたら、私たちの体は眠る時間が来たのかどうか判断できなくなる。

電気というものがなかった時代には、多くの人が毎日12時間以上（地域や時期によっては、それ以上の時間）を暗闇の中で過ごした。松果体は毎日、1日の半分は、メラトニンをたくさん放出していたことになる。あなたが最後に、12時間連続して「明かり」なしで、あるいはスマホなしで過ごしたのはいつのことだろうか？

どのくらい眠ったら「十分」と言えるのか？

夜遅くまでスマホやパソコンをチェックすることには、ほかにも問題がある。夜遅くまで起きていたら結局、朝も遅くまで寝ていることになる。それでは、太陽光が「癒し」の力を最も発揮する時間帯に、寝ていることになるのだ。**朝に光を浴びることは、夜に光を避けることと同じくらい大事だ。**また、昼間に太陽光を浴びれば、ビタミンDを少々増やして、脳に「エネルギーのリズムと気分のリズムをシンクロさせよ」と合図することもできる。

でも残念ながら、私たちのほとんどが、そうした必要な光を取り込んでいない。私たちは1日をビルの中で過ごしている。しかも、たいていは窓から遠く離れている。室内の照明は、ほとんどのものが太陽光ほど明るくないので、サーカディアンリズムに影響を与えるほど強いシグナルを脳に送ることはできない。

私たちのライフスタイルは、体の本来のリズムを壊している。昼間は明るいはずなのに、私たちの昼間は暗く、夜は「黒」のはずなのに、私たちの夜は「明るいブルー」になっている。それでは、サーカディアンリズムが狂うことになる。

サーカディアンリズムが狂うと、2つのことが起こる。1つは、夜の遅過ぎる時間まで起きているようになること。その結果、たいていの人は睡眠不足になる。もう1つは、私たちの体が、いつ起きたらいいかわからなくなること。その結果、なかには長く寝過ぎてしまう人もいる。**寝過ぎと睡眠不足のどちらも、心身に悪影響をもたらすことになる。**

アメリカ人の平均睡眠時間は、わずか30年のあいだに1時間近く短くなった。今では、平日は「6時間半」だという。これには、つねにインターネットに接続し、スマホに縛られる生活が影響しているのではないだろうか。

大規模な調査では、この数字は、調査した国の中で2番目に少ない時間だった（一番は「日本人」の可能性がある。いくつかの調査で、日本人が一番少ないという結果が出ている）。アメリカの女性たちは、とくに少ない可能性がある。アンケート調査では女性の67％が、なかなか眠れない日が週に2日以上あると答えている。

さらにアメリカ人の73％が、「睡眠が不足している」と答えている。私たちアメリカ人の大半は、睡眠不足が健康に悪いことはわかっていても、寝る前の時間帯に電子機器を使うことが睡眠に悪影響を与えることには、気づいていないのではないだろうか。つねに「ブルーライト」を浴びることとの悪影響や、少しの睡眠不足が大きな危険に繋がることには、気づいていないのではないだろうか。

睡眠不足の状態で運転すると、飲酒運転と同じくらい悪い、あるいはもっと悪い結果をもたらすという。それは、十分な睡眠をとっていない人の多くが、自分がダメージを受けていることを自覚していないからではないだろうか。21時間も起きていると、飲酒運転で捕まるレベルのアルコール濃度のときと同じ状態になるという実験結果もある。

しかも恐ろしいことに、アメリカ自動車協会の調査では、ドライバーの40%が「運転中に居眠りしたことがある」と答え、25%以上が「運転中に目を開けているのが困難なほど疲れていることがある」と答えたそうだ。

では、睡眠時間の「ラッキーナンバー」は何だろうか?

6時間眠れば大丈夫だと考えている方もいるだろう。だが、**ペンシルベニア大学の調査では、6時間睡眠を2週間続けていたグループは、2日間睡眠をとらなかったグループと同じ程度まで、パフォーマンスが低下した**という。さらに気がかりなことに、被験者たちのほとんどが、自分のパフォーマンスが低下していることを自覚していなかったという。

困ったことに、私たちは慢性的な睡眠不足に陥っているので、睡眠不足状態が「ふつう」の状態になってしまった。そのことが、そうした自覚のなさに繋がっているのではないだろうか。私たちは、つねにちょっと疲れていることに慣れてしまったために、調子は決してよくないのに、自分は大丈夫だと思ってしまう。

でもそれでは、重大な結果に繋がるおそれがある。ほんの少し反応が遅くなっただけでも、ブレーキを踏むのが一瞬遅れ、前の車に追突することもあるのだ。

ある調査結果から判断すると、睡眠不足を2週間続けなくても、交通事故を起こす確率が高くなるようだ。その調査では、交通事故が最も多かった日は、サマータイム(夏のあいだ時計を1時間進める制度)に移行した後の月曜日だったという。睡眠と覚醒のサイクルが1

時間狂ったことで、睡眠不足に陥り、それが交通事故に繋がったのではないだろうか。

だから、もしあなたが「6時間眠れば大丈夫」と考えているなら、それは思い違いだ。6時間では足りない。**十分な睡眠をとるには「8時間」ぐらいは必要だ。**それ以下だったら、合格には達しないと考えよう。

睡眠不足は気分だけではなく記憶にも悪影響

十分に眠ることの効果は、注意力が高まることだけではない。「気分」も改善される。十分に眠っていないときには、コルチゾールなどのストレスホルモンが増える。ストレスホルモンが増えたら、ドーパミンの量は減少する。ドーパミンの量が少ないと、みじめな気分になり、意欲や集中力が低下する。その状態になったら、うつに繋がるおそれがある。

血中のコルチゾール濃度が慢性的に高くなると、脳のいくつかの部位でセロトニンがレセプターと結合するのを妨げられることも確認されている。

▽睡眠不足 → コルチゾールが増加する → ストレスが増加する → ドーパミンが減少する → 慢性的な「うつ」に陥る

睡眠は「学習」や「ニューロンの新生」も手助けする。睡眠には、ニューロン間の繋がりを強化して、昼のあいだに記憶したことを定着させ、短期的な記憶を長期的な記憶に変える働きがあるのだ。

もしあなたが5、6時間眠れば大丈夫と思っているなら、ブレイン・フォグと闘う上での大事なステップをおろそかにしていることになる。それは毎日、脳の「洗浄」をすることだ。

2013年の動物実験で、睡眠中はニューロン間のすきまが60%拡大し、そこに脳脊髄液《のうせきずいえき》が入れるようになることが判明した。ニューロン間のスペースが増えることで、脳の汚れをホースの水をかけて洗い流す準備ができたことになる。脳脊髄液が、アルツハイマーの原因となるプラークを洗い流すのだ。

この「洗浄」の速度を、睡眠中と目覚めているときとで比較したところ、睡眠中のほうがはるかに速い、つまり、脳からより多くの老廃物が除去されることがわかった。

睡眠にはこうした働きがあるので、別の調査で、1日に4時間しか眠っていなかったマウスの脳には、もっと長く眠っていたマウスより、アルツハイマーの原因となるプラークが多く見られたのも、当然のことのように思える。睡眠には、ニューロンの機能を強化する働きもあるようだ。

2013年の実験で、マウスの脳は、睡眠中のほうが多くの「ミエリン」を生成することが判明した。ミエリンというのは、ニューロンの軸索を覆っている絶縁物質のこと。この物質のおかげで、幸福感などの電気信号を脱線しないで送ることができ、情報をすばやく伝達することができる。

睡眠不足の2大弊害——肥満と癌

もしあなたが、慢性的な睡眠不足に陥っているなら、あなたは太っている可能性が高い。サーカディアンリズムは、あなたの「睡眠」をコントロールしているだけではなく、あなたの「代謝」や「エネルギーレベル」にも影響を及ぼしているからだ。

ある調査で、太陽光を早朝（青色光が最も多い時間帯）に浴びることと、BMI値（肥満度指数）が低いこととの関連が確認されている。**被験者の太陽光を浴びる時間が早ければ早いほど、細身になる傾向が見られたという。**

調査をおこなった研究者によれば、BMI値を低く抑えるには、ある程度の「明るさ」が必要で、その明るさは、屋内の照明では得られないそうだ。

サーカディアンリズムに狂いが生じていると、食後に満腹感をもたらすホルモン「レプチン」の分泌量が減少する。その結果、食欲が増して、たくさん食べることになり、血糖値が上昇する。

血糖値が上昇すると、第3章でお伝えした通り、糖尿病やブレイン・フォグ、認知症に繋がるおそれがある。1つの原因から始まって、次々に悪い結果に繋がることになるのだ。

▽睡眠不足 → レプチンが不足する → 食べ過ぎる → 血糖値が上昇する → 体重が増加する → 糖尿病やブレイン・フォグ、認知症に繋がるおそれがある

メラトニンは、健康を維持するためにも、十分に作られる必要がある。メラトニンは、すでにお伝えした通り、松果体が作るホルモンで、睡眠と覚醒のサイクルを管理している。だがメラトニンは、睡眠を手助けするだけではなく、強力な抗酸化物質でもあるのだ。このホルモンは、年を取るにつれて貴重なものとなる。年齢とともに生産量が減っていくからだ。**メラトニンが十分に作られていないと、癌のリスクが高まることになる。**

では、夜間労働者はどうなっているだろうか。彼らは仕事の都合上、人為的にメラトニンの生成を抑えている。研究者が24件の調査結果を分析したところ、女性の夜間労働者は乳癌の発症率が70％高く、男性の夜間労働者は前立腺《ぜんりつせん》癌の発症率が40％高かったという。

反対に、アラスカやグリーンランドなどの日照時間が短い地域の人々（そうした地域に住む人々はメラトニンの生成量が多い）は、乳癌や前立腺癌の発症率が低いという。

カフェインを控えよう

カフェインのとり過ぎには注意しなければならない。私たちが自然のリズムを無視して、

カフェインをたっぷりとって一晩中ずっと起きていたら、松果体がメラトニンを放出しなくなる。お伝えした通り、メラトニンは睡眠ホルモンだが、それだけではない。体の中で、癌細胞や腫瘍が作られるのを防ぐ、強力な抗酸化物質でもあるのだ。

▽カフェインのとり過ぎ　↓　夜遅くまで起きている　↓　メラトニンの量が減少する　↓　癌のリスクが高まる　↓　死亡リスクが高まる

メラトニンの問題はけっこう複雑だ。メラトニンの量が減少すると、癌の発症リスクが高まるが、癌そのものがメラトニンを減少させる可能性もあり、メラトニンが減少すると、癌が進行するリスクが高まることになる。

対象者の数が100万人を超えるメタ分析によれば、睡眠時間が短過ぎる人と長過ぎる人のどちらも、睡眠時間がほどほどの人たちよりも死亡リスクが高かったという。

睡眠薬の危険性――女性と高齢者はとくに注意！

アメリカでは、5000万～7000万の人が、慢性的な睡眠障害を抱えていると報告されている。CDCによれば、同じくらいの数の人（5000万人以上）が睡眠不足を訴えているという。だが残念ながら、そういう人の多くが選んでいる対策は、体の自然なリズムを取り戻すことではなく、いつでもどこでも眠らせてくれる睡眠薬を飲むことだ。

アメリカで最も多く処方されている睡眠薬「アンビエン」の売り上げから判断すると、この道を選ぶ人は増える一方のようだ。その数字はかなり衝撃的だ。アンビエンを製造している製薬会社は、アメリカでは１９８８年から２００６年までのあいだに、１２０億錠が処方されたと報告している。

２０１２年には４４００万件以上処方され、アメリカの処方薬全体では12番目、精神治療薬では2番目に多く処方される薬となった。この薬の危険性についての気がかりなニュースが増えているが、人々は安眠を切望するあまり、気にしていないようだ。

アンビエン服用後に運転する危険性についても、数多くの記事が発表されている。毒物学者の調査によれば、ウィスコンシン州で5年間に逮捕されたドライバーのうち、１８７人の血液中にアンビエンが含まれていたという。２００８年のマイアミでの調査では、逮捕されてアルコール検査を受けたドライバーのうち、５％の人の血液中にアンビエンが含まれていた。

この薬を医師の処方通りに服用し、ぐっすり眠って、8時間後に目覚めたとしても、車を運転するのは危険だろう。あなたが女性なら、なおさらだ。女性のほうが、アンビエンの代謝にはるかに時間がかかるからだ。そのため、ＦＤＡは２０１３年に女性にアンビエンの服用量を減らすよう勧告している。

また、アンビエンは、高齢者にとっても問題がある。高齢者が服用すると、倒れたり、認知機能障害に陥ったりするおそれがあるのだ。調査結果は、60歳以上の人にとっては、薬のリスクのほうが、薬の効果を上回ることを示している。

不眠への効果は生活習慣を改めたほうが高い

アメリカ薬物乱用・精神衛生管理庁によれば、アンビエンには危険な副作用もあるという。２００5年から２０１０年までのあいだに、この薬の副作用で救急外来を訪れた人の数が、２２０％も増えたそうだ。そのほとんどが女性で、45～65歳の年齢層が最も多かったという。

さらにアンビエンは、頭の調子や気分を低下させるおそれもある。最近のできごとを思い出せなくなる「前向性健忘」という、もう1つの厄介な副作用が、この薬を飲んでいる人の5％に起きていると推測されている。

しかも、この薬を飲むと、大食いやセックスに走り、しかもその記憶がまったくないという人もいる。この薬にはそうした作用もあるので、デートレイプをもくろむ男たちが、相手の女性に飲ませる薬として使っていると言われている。

アンビエンの服用が、そうした恐ろしい結果に繋がらなかったとしても、不眠の治療にもたいした効果はない。アンビエンの服用をやめると、不眠のリバウンドが起こることが多く、リバウンドした場合は、服用前より不眠がさらにひどくなるという。

不眠にまず薬を使うのは、正解ではない。これまで紹介した精神治療薬と同様に、睡眠薬にはリスクが多過ぎる。

あなたに睡眠習慣を作り替える気があるなら、まずはライフスタイルの修正に取り組み、昼と夜の自然なリズムを取り戻そう。薬を飲むより手間はかかるが、効果がはるかに長続きするし、これまでよりも気分よく過ごせるようになる。

食べものの改善とサプリメントで自分を変える

不眠に悩まされているなら、薬を使わない方法を試すことを強くお勧めする。認知行動療法から始めてみてはどうだろう。**寝つきをよくするには、処方の睡眠薬より認知行動療法のほうが役立つことが確認されている。**

食べものを少し変えることも、大きな効果が期待できる。アメリカ人のほとんどがオメガ3脂肪酸を十分にとっていないが、この脂肪はメラトニンの生産を促すのに欠かせない。シーフードに含まれているDHA（オメガ3脂肪酸）が、睡眠の長さと質を改善することがわかっている。

第15章で紹介する「7日間『気分』革命」では、DHAが豊富に含まれているシーフードを1日に1品食べることになる。その1品が、あなたの睡眠の改善に役立つ可能性がある。

それでもまだ、眠りに入るのに何らかの助けが必要な方には、持続放出型（薬がゆっくり溶け出すタイプ）のメラトニンサプリメントが効く可能性がある。この錠剤は、たいていの薬局のカウンターで、後ろの棚に置いてある。

ただし、持続放出型で含有量が少ない錠剤を選ぼう。メラトニンはとり過ぎても、睡眠と覚醒の自然なリズムを乱すおそれがあるからだ。

メラトニン不足が原因で不眠に陥っている人には、サプリメントが有効と考えていいだろう。不眠を抱えている人たちと、抱えていない人たちのメラトニンの量を調べたところ、不眠を抱えている人たちのほうが、メラトニンの量が少ない傾向が見られたという。

サプリメントを飲むことで、寝つくまでの時間を短縮できることが、実験で確認されている。なかには、処方睡眠薬を上回る効果があった人もいたという。また、睡眠の質が改善されたり、目覚めがよくなったりすることもあり、メラトニンサプリメントは、アンビエンの服用が危険視されている「女性」と「高齢者」にとっては、救世主になる可能性がある。

それにメラトニンサプリメントなら、処方睡眠薬と違って、減らしたりやめたりしても離脱症状が起こらない。とはいえ、サプリメントでサーカディアンリズムを修正できることもあるが、飲み過ぎると、それを狂わせることもある。私たちの体が1日に作るメラトニンは0・3㎎程度に過ぎない。

だから、あなたの睡眠の改善に必要な最低限の量からスタートしよう。それから、何のサプリメントであれ薬であれ、飲む前に必ずあなたの主治医に相談しよう。

以下、それ以外の方法で睡眠の問題を解決する方法をあげていこう。

①太陽光を浴びる

朝起きたら、まずブラインドやカーテンを開け、窓がなければ部屋の電気をつけて、あなたの目を光にさらそう。

さらに、午前中や昼休みに外を散歩しよう。そうすれば、同時に運動もできるし、「癒やし」の光を浴びることにもなる。オフィスに窓があるなら、デスクをあなたの顔が窓に面する位置か、少なくともあなたが窓に対面する位置に置こう。

②必要に応じて昼寝をする

あなたが昼寝をすることで注意力と元気を維持できるタイプなら、絶対に昼寝をしたほうがいい。たとえ睡眠の質があまりよくなかったとしても、パフォーマンスの改善に繋がることが、調査で確認されている。航空管制官を対象にした調査では、**たった18分の昼寝で反応時間の改善が見られた**という。

とはいえ、眠りにつくまでに20分ぐらいかかることもあるので、実際には40分程度の時間を用意したほうがいいだろう。私たちには、昼食後に生体リズムが急激に低下する傾向があるので、午後の半ばあたりが昼寝にいい時間と言える。夜のリズムの妨げにならないように、時間は短めにしておこう。

あらかじめ昼寝を毎日のスケジュールに入れておくのもいい方法だ。そうしておけば、脳がお決まりの日課の準備をするようになるので、簡単に眠りにつけるようになる。必要ならば、道端でも昼寝したほうがいい。長く運転していて眠くなってしまったときには、車を30分ぐらい停められる安全な場所でひと眠りしよう。

③夜の電子機器の使用を控える

これについては次の章で詳しくお伝えするつもりだが、なかなか眠れないのなら、夜は電子機器、とくにテレビとスマートフォンを使わないよう努めたほうがいい。寝る前の3時間は、すべての電子機器をオフにしてはどうだろう。どうしても接続している必要があるのなら、画面の設定をできる限り暗くしよう。

もっといいのは、オレンジ色のサングラスをかけて画面を見ることだ。オレンジ色のレンズは、サーカディアンリズムを狂わせるブルーライトをカットしてくれる。

それから、寝室から、テレビや電子機器を追い出そう。スマホは寝室で充電する代わりに、リビングルームやキッチンに置いておこう。そうすれば、夜間にチェックするのを避けられる。

寝る前に読書をするなら、電子書籍リーダーの代わりに、暗めの照明で昔ながらの紙の本を読もう。

④体温をチェックする

睡眠の質には、照明の明るさや色が影響するが、「体温」も影響する。体温は昼から夜のあいだに変動するので、室温も、それに合わせて変えたほうがいい。

体温は、午後から夜にかけてが最も高く、その後、眠る時間が来るころに下がり始め、早朝に最も低くなる。最も低くなった時間帯に、最も疲労を回復させる睡眠が何度か起こる。**寝室を涼しく保てば、そうした睡眠中の体温低下のプロセスがスムーズに進むことになる。**

それから、熱いシャワーを浴びるのも、眠りを誘う効果がある。お湯が筋肉の緊張をほぐしてくれるし、シャワーや浴槽から出たら、体温が急激に下がるからだ。ぐっすり眠るために、体をできるだけ涼しく保とう。

ただし、足は例外だ。必要ならソックスをはいて、足は温かくしておこう。足が冷たいせいで、なかなか眠れないことがあるからだ。

第11章 電子機器をオフにしてみては？

モニカがどんな問題を抱えているかは、彼女と対面して最初の90秒で見当がついた。彼女は仕事用と私用と2つのスマホを、椅子に腰を下ろしたときも手にしたままだった。広報担当として責任のある地位にあり、子どももいるので、モニカはいつでも連絡が取れるようにしているという。私と話をしている最中も、つねに緊急の電話やメール、メッセージが入るのを待っていた。確かに、頻繁に着信音が鳴った。

だが実際には、緊急な用件の連絡ではなく、彼女にミーティングが入っていることを思い出させる助手からの連絡だったり、プレスリリースの文章の承認を求める連絡だったり、クライアントの前夜の授賞式でのドレスが酷評されているという連絡だったりした。

次々に電話やメッセージ、ツイート、メールが入ることで、モニカはつねに「心ここにあらず」の状態に陥っていた。彼女自身、今おこなっていることに「半分身を入れている」だけで、完全に身を入れることがないといつも感じている。

さらに悪いことに、彼女の「心ここにあらず」状態のせいで、夫や子どもたちとの関係にひびが入り始めていた。結果、軽い不安症と、軽い不眠症と、軽いうつとを足して3で割ったような症状に見舞われていた。

モニカは、妻としての役割と母親としての役割、ストレスの多い仕事上の役割をすべてこなすことのストレスについて語るうちに、涙ぐんでしまった。9歳の娘さんのこんな言葉を思い出したのだ。

「ママって、私が話しかけているのに、私のほうを全然見ないのね」

この言葉が転機となり、モニカは自分の生活を変えようと決めた。彼女はこう言った。

「娘が私に気づかせてくれたんです。子どもたちとの今の時間は、あとになっては取り戻せないって。ですから、先生の助けをお借りして、自分が優先するものを変えようと思っています。でも正直、ちょっと怖気《おじけ》づいています。そんなことが可能かどうかさえわかりませんから。私、1日の用事をすべて片づけるには、30時間ぐらい必要な気がするんです」

私は、彼女にこう説明した。

「モニカ、私は1日の時間を延ばすことはできませんが、あなたが『今』という時間にもっと身を入れられるよう、お手伝いします。それができたら、あなたは毎日、貴重な時間を無駄にしないで済むんですよ。

たいていの人は『マルチタスク』をこなせば時間の節約になると思っていますが、本当はその反対です。**『シングルタスク』に専念したほうが、あせりを感じませんし、集中していると実感できます。** 1つのタスクに専念したほうが効率も上がりますから、プレスリリースの文章にしろ、スプレッドシート（表計算）にしろ、メモ書きにしろ、仕上がるのが早い。

ソーシャルメディアを使ったり、ウェブサイトを見て回ったりするときも、思い切ってそれに専念しましょう。そのほうが、1日中パソコンの前で『ながら作業』をするよりいいですよ。あなたが仕事上のタスクにもっと集中したら、あなたにとって大事なこと、たとえば、ご家族と充実したひとときを過ごすといったことに使う時間が、もっとたくさん残ります。

それから、あなたが大事に思っている方々に自分の時間を使うときには、身を入れましょう。『身を入れる』というのは、人間が他人に与えられる最も影響力のあるプレゼントです。身の入れ方次第で、結婚や友情が生まれることもあれば、破綻することもあります。あなたのお子さんに、『話を聞いてもらっている、わかってもらっている』と思われることもあれば、反対に『大事にされていない、愛されていない』と思われることもあるんです。

あなたの今の状況が、一夜にして変わることはありません。でも、私は保証しますよ。あなたにいくつか簡単な修正を加える気があるなら、あなたの生活は劇的に改善します」

昼も夜も気を取られて……

モニカの状況に、あなたは心当たりがおありだろうか？
あなたは、午前中を電子機器類のチェックに費やし、「しまった、仕事が1つも終わっていない」と思ったことはないだろうか？

今では、次のような調子で仕事をしている人が大勢いる。

あなたは朝一でスプレッドシートの作成にとりかかった。だがその途端に、スマホからメッセージの着信音が聞こえてくる。

次はフェイスブックからお知らせがあり、あなたが昨夜アップした写真に、また「いいね!」があったという。そのすぐ後にプッシュ通知が入る。確認すると、2週間後にカクテルパーティーがあるようだ。さらに電話も鳴る。

その次は、あなたのアシスタントがやってきて、今日のスケジュールに入っているミーティングと会議を確認する。「しまった!」と思ったのは、あなたはそのうちの半分を完全に忘れていたからだ。

コーヒーが必要なのは明らかで、友人と休憩室で15分ほどおしゃべりした。あなたの半分は話を聞いているが、もう半分は、頭の中でこれから片づけなきゃならないことをリストアップしている。

自分のデスクに戻ったが、スプレッドシートが完成しているはずの時刻は、もうとっくに過ぎている。内心パニック状態なのは、いくつかあるミーティングの最初の1つが10分後に始まるからだ。スプレッドシートは家に持ち帰り、今夜仕上げることになる。

ようやくスプレッドシートが仕上がったとき、時刻は午前1時になっていた……。

翌朝、疲れ切ってはいたが、どうにか仕事にとりかかった。すると数時間後に、上司から

「修正のお願い」のメールが届いた。あなたが作成した文書のミスが、いくつか指摘されている。

この時点で、あなたは完全に打ちのめされた。今日の仕事を終わらせながら、昨日の仕事の修正までしなければならない。したがって、予定からますます遅れることになる……。

スマホやパソコンには中毒性がある

私たちのほとんどが、注意をそらすことに慣れてしまっている。そう思えば、ADHDと診断される人の割合が急増しているのも不思議ではない。子どもの割合は、最初に統計を取ったときの3倍に達している。また、大人のADHDの診断基準に症状が追加されたので、すでに急増している大人の割合も、今後ますます増える可能性がある。

ADHD治療薬のアデロールは、ほとんどの患者の注意力を改善し、一部の患者には不可欠なものではあるが、私たちの「心ここにあらず」の問題の唯一の解決法ではない。**スマホの着信通知をオフにするとか、フェイスブックへのアクセスを1時間遮断するといったことでも、同じ効果が得られる可能性がある。**

そうした小さな修正を加えることは有意義だし、やってみるだけの価値がある。というのも、電子機器に気を取られていたら、「しまった！」と思うだけではなく、死亡事故に繋がるおそれがあるからだ。携帯電話を使いながら運転した場合は、飲酒運転と同じくらい運転能力が低下することが、実験で確認されている（日本では運転中の携帯電話の使用は禁止されているが、アメリカは州や自治体によって異なる）。

アメリカでは、２００５年から２０１０年までの６年間で、「ながら運転」のドライバーにひかれて死亡した歩行者の数が、50％増加した。今では「ながら歩き」までもが問題視されている。

それもそのはずで、「ながら歩き」をしている人たちは、スマホ画面に熱中するあまり、道路を横断する前に左右を確認することさえ怠るからだ。

渋滞で1時間半も身動きが取れないときには、スマホを手に取りたくもなる。でも私たちは、スマホに夢中になるあまり、５分の散歩で得られる単純な喜びを自ら放棄している。

スマホやパソコンのことで、１つ知っておいてほしいことがある。**私たちが新しい情報を読もうとして画面をスクロールしているときの、チカチカするライトや通知音、広告のすべてが、脳内のドーパミンの量を少しばかり増やしているのだ。**

病みつきのギャンブラーが、スロットマシンの前に座っているときに、脳内のドーパミンが増えるのと変わりはない。フェイスブックの「いいね！」や、ツイッターのリツイート、インスタグラムのフォロワーなどが、中毒を引き起こす力を発揮するようになっている。

私たちは、少量では満足できなくなっている。「いいね！」をもらうたびに味わう、少しばかりの快感が病みつきになって、それを何度も何度ももらいたくなるのだ。

マルチタスクマニアの幻想を正す

私たちは、余暇を楽しんでいるあいだも、注意をそらし、身を入れていないようだ。最近の調査によれば、61％の人がテレビを見ながら、インターネットでウェブサイトを見て回っているという。私たちは、息抜きの時間にも「ながら作業」をしているのだ。

だが「マルチタスク」と呼ばれているものも、実際には、ごく短時間のシングルタスクの繰り返しなのだ。２００９年の実験で、そのことが明らかになっている。

その実験では、被験者たちが２つのタスクを同時に処理する訓練を受けた。すると被験者たちは、実際に処理スピードが上がった。だから、彼らは「マルチタスク」が上手になったように見えた。ところが、彼らの脳をスキャンしてみたら、マルチタスクをしているように見えてはいるが、実際には２つのタスクの切り替えがあまりにも速いために、２つのタスクを同時におこなっているという錯覚《さっかく》が生まれていることが判明した。

また、私たちが絶えずタスクを切り替えているときには、貴重な時間を無駄にしているようだ。２００１年の実験では、被験者たちはタスクが複雑になるにつれ、切り替えに時間がかかるようになったという。たとえば、かけ算や割り算は、たし算よりも時間がかかる。

実生活の中のタスクで言えば、あなたが皿洗いをしながら、夫（妻）にその日のできごとをしゃべっているなら、たぶん切り替えにたいして時間はかかっていない。でも、あなたが大事なメールに返信しながら、同時に娘さんと話し合いをしているなら、あなたは「楽ではない」と感じ始めるのではないだろうか。

マルチタスクをしているときの脳は、つめ込み過ぎの状態になり、関係のない情報をふるい分けられないことも、実験で確認されている。被験者たちは、1つのタスクに集中し、それを終わらせ、次のタスクに移ったときのほうが、効率が上がったという。タスクを切り替えることの負担が、効率を40%低下させたこともあったそうだ。ちょっと想像してみてほしい。もしあなたの効率が40%上がったら、どれだけ時間が浮くことになるだろう?

だから、もしあなたが集中できないなら、ADHD治療薬での治療を考える前に、「マインドフルネス」の手法をいくつか試して、マルチタスクを減らし、効率を上げることを目指そう。

マインドフルネス——一度に1つのことをおこない、自分が今おこなっていることに注意を傾けること——は、私たちのところに昼も夜もやってくる大量の「気を散らすもの」への強力な防御手段になる。

そのほか「瞑想」も、集中力の改善に効果がある。しかも、あまり手間をかけずに大きな成果が得られる可能性がある。実験では、被験者たちが20分の瞑想を5日続けておこなっただけで、注意力が改善し、倦怠感や不安が和らいでいる。

別の実験では、1日にわずか12分の瞑想で、被験者たちの記憶力が改善した。この実験では、脳スキャンでも瞑想の効果が確認されている。第14章で、いつでもおこなえる、とても簡単な瞑想法を紹介しよう。それを実行したら、あなたはペースダウンせざるを得ず、まわりの世界にもっと注意を払うことになる。

ソーシャルメディアは感情をネガティブにする

皮肉なことに、私たちが繋がりを保てるように設計された発明品（携帯電話などの電子機器や様々なソーシャルメディア）が、私たちを最も愛する人々から遠ざけている。

私たちが夕食の最中にスマホでメッセージを送ったら、食事をともにしている人たちとは距離を置くことになる。スマホで写真を撮ってばかりいたら、目の前のできごとには、あまり身を入れていないことになる。フェイスブックにアップデートされた友人の近況を見ると、不機嫌になる人が増えている。私たちの「ソーシャルメディア依存」は、集中力が持続する時間を減らしているばかりか、悪い感情を招き、気分を悪くさせているのだ。

ソーシャルメディアに多大な時間を費やしているなら、そろそろ考え直したほうがいい。

自分にこう問いかけてみよう。

「ソーシャルメディアを使っていることで、現実の人間関係をおろそかにしてはいないか？」

仲のいい友人たちとネット上で繋がりを保ったり、地元の友人たちと計画を立てたりするためにフェイスブックを使っているなら、それはすごくいいことだ。

だが、もしあなたが夜の2時間を、よく知らない人の旅行の写真を眺めることに費やしている（そして、その人に比べると、自分の人生は何て冴えないんだろうと気落ちしている）としたら、そんなことをする代わりに、仕事帰りに友人と待ち合わせて、お茶や食事をしてみたらどうだろう。自分にこう問いかけてみよう。

「どうして私はさっきから、ソーシャルメディアをずっと見ているのか？　仕事を先延ばししたいから？　それとも、元恋人をフェイスブックストーキング（こっそり追跡）したいから？　でも、そんなことをしても落ち込むだけで、人生を楽しめなくなるのでは？　それとも、電話をしたり、友人と計画を立てたりするより、フェイスブックを眺めていたほうが楽だから？」

こうした形で自分に目を向けることで、ソーシャルメディアを使うときも、今おこなっていることに注意を傾けることになる。

それから、インスタグラムやフェイスブックの写真についてだが、ユーザーがたくさんの写真を投稿するのはなぜだろうか？　もしかすると、ある一瞬をとらえて、記憶に深く刻みつけようとしているのかもしれない。**だが、写真を撮るという行為は、その瞬間をかえって記憶に残りにくくすることが実験で確認されている。**

だからといって私は、写真は撮らないほうがいいと思っているわけではない。だが、もしあなたがデジタルの世界に気を取られ、「ステキな瞬間を1つも逃さず写真に収め、投稿しなければならない」という気持ちになっているなら、写真を撮るのを控えるのがたぶん一番いい。目の前のコーヒーの香りや、友だちとのひとときを楽しもう。

楽しい体験をフェイスブックに載せなければならない、と考える必要はない。目の前のことに身を入れよう。

あなたが体験していることとあなたとのあいだに、カメラを入れる必要はない。「今」体験していることを、フィルターなしで受けとめよう。いつかは、スマホを持たずに夕食に出かける日が来るだろう。

最近の調査で、フェイスブックを見た後は、ネガティブな感情が増えることが確認されている。自分自身の生活と、理想的な他人の生活を比べた結果、「ねたみ」や「孤独感」に見舞われるのだという。

デジタルの世界から少し離れる3プラン

そういうわけで、デジタルの世界から少し離れてみることをお勧めする。とはいえ、それは簡単なことではない。最初のうちは、極端な手段が必要かもしれない。では、最初の一歩として効果的な手段をいくつか紹介しよう。

①インターネットをブロックするアプリケーションを入手する

mindfulbrowsing.comの「Mindful Browsing（マインドフル・ブラウジング）」のようなインターネットをブロックするアプリを試してみよう。「マインドフル・ブラウジング」を使えば、あなたが時間を無駄にしかねないウェブサイトをブロックすることができる。

本気で取り組みたい方には、selfcontrolapp.comの「SelfControl（セルフコントロール）」（マックユーザー用）などもある。このアプリは、あなたが選択したウェブサイトを一定時間ブロックし、パソコンを再起動しても、そのサイトに入れない。

「Freedom（フリーダム）」というアプリは有料で、ダウンロードに10ドルかかるが、このアプリを使うと、インターネットに最大で8時間接続できなくなる（２０１７年8月現在）。仕事に集中できるように、このうちの１つを使ってみよう。最初は数分間のブロックから始めたらいい（いずれも英語サイト）。

②スマホをあなたから離れたところに置こう

仕事中はつねにスマホの電源を切っておくか、着信通知をオフにしておこう。充電器は、寝室から、キッチンやリビングルームに移そう。そうすれば、寝る前にいつまでもスマホをチェックするのを避けられる。

プッシュ通知もブロックしよう。大事なメールや電話の最中に、ツイートやインスタグラムの写真への「いいね」や、ニュースレターにいちいち気を取られることがなくなる。

車に乗るときには、スマホをトランクに放り込むか、着信通知をオフにしよう。走行中はスマホを使えないようにするアプリもあり、アイフォン用もアンドロイド用も出ている。週末は、丸1日スマホなしで過ごしてみよう。

③「マインドフルな状態」を増やそう

「マインドフルネス」の手法を見つけたり、第14章で紹介している「瞑想法」を取り入れたり、気を散らすデジタル機器の使用を減らしたりすることで、あなたの生産性や創造力が高まる可能性がある。

デジタル機器に注意を向けなくなったら、「空想にふける」といった普通の行為が、マインドフルな行為に変わる。そうなったら、空想中に、新しいアイデアで遊んだり、将来の計画を立てたりすることもできるのだ。

ただしそれには、すばらしいアイデアが頭をよぎったときに、それをキャッチできるくらい注意を傾けている必要がある。「7日間『スピリット』革命」は、本章冒頭のモニカをはじめ、私たちの多くがたびたび陥っている「注意欠陥」に対処するためのプログラムでもある。

第12章 死に至る病――「孤独感」の蔓延《まんえん》

シャロンはアイビーリーグ（ハーバードをはじめとする東海岸の8つの名門大学の総称）卒の40歳の女性。履歴書には、輝かしい職歴がズラリと並んでいる。出身はニューヨークだが、ロサンゼルスに移住し、その5年後に権威のある職に就いた。彼女が身につけているタイトスカートや、赤い靴底のハイヒール、高価なバッグが、彼女の成功を物語っている。

彼女は自分のキャリアを誇りに思っているが、仕事一筋に生きてきたので、社交の場に出かけたり、デートしたりする時間はほとんどなかった。友人たちは1人、また1人と結婚し、子どもがいる。彼女たちの家に呼ばれても、子どものいない独り身はシャロンだけ。

次第に、自分にはデートの相手が見つからないのではないかと、シャロンは不安を抱くようになった。そうした不安は、40歳になって一段と強まった。友人からの誘いを断るようになり、いつの間にか友人たちと距離ができていた。

最近では、以前は毎晩1杯だったワインを、3杯飲む日が増えたという。職場でも、ことがうまく運んでいるときには、自分をコントロールできるが、うまくいかないときには、アシスタントに暴言を吐いてしまう。疲れ果て、打ちのめされた気分で帰途につく日が増えている。抗不安薬をいつもより2、3錠余分に飲むようになり、たいていの夜は、眠る前に睡眠薬を飲まなければならないという。

シャロンがお酒を増やしたり、薬を飲んだり、不安にさいなまれたりしているのは、心の底に、1つの根本的な問題――孤独感――を抱えているからだ。彼女の家族は海外に移住している。シャロンは、合コンは好きではないし、オンラインデートも、一度ひどい目にあってから、二度としないと心に決めている。

「先生、最近の私は『限度を超えている』と思うんです。つまんないことでかんしゃくを起こします。この前も、部下のマネージャーの1人を怒鳴りつけました。たいした問題ではないのに……。友だちも、以前はたくさんいましたが、今では、みんな結婚して子どももがいます。私も、仕事と私生活のどちらかを選んだほうがいいのではないか？　このごろは、そう思うようになりました。じつをいうと、われながらイヤな話なんですが、今の私がフェイスブックで、かわいらしい赤ちゃんの写真を見たら、その写真を消しちゃうでしょうね」

彼女の話を聞いて、私は単刀直入に切り出した。

「あなたはすごく寂しいようですね」

このひと言で、彼女は泣き出してしまった。私はこう続けた。

「あなたの怒りや悲しい気持ちは、あなたの生活の何かを変える必要があると、あなたに伝えているんだと思います」

「そうよね」

彼女の声からは、いつもの断定的な調子は消えていた。私はこう言った。

「今、私が拝見しているような、あなたの柔和で、傷つきやすい一面は、あなたの部下にはお見せにはならないんでしょうね。そのことも、問題の1つではないかと思います」

「たぶんね。でも、私はどうすればいいの？　泣いてみせたところで、何も変わらないんじゃないかしら」

「おっしゃる通りです。第一歩は、あなたがたった今やったこと、つまり何があなたに限度を超えさせているかに気づくことです。それは、あなたの『孤独感』です。薬を飲んだり、ご友人から遠ざかる代わりに、あなたの生活の何を変えたらいいかを、私と一緒に考えましょう。あなたは今、あなたが持っている卵を全部、『仕事』というバスケットの中に入れています。ですから、仕事のささいな問題で怒りを覚えるのも無理はありません。だって、あなたが持っている卵がそれで全部なら、1つだっておろそかにできませんから」

私は彼女との会話の中で、彼女がすでに築いている人間関係を考慮しながら、新しい人間関係を築けるよう手助けした。私は、人生を変えるほど効き目のある特効薬――繋がりを持つこと――を処方したのだ。

シャロンは、友人の1人に電話をかけて、夕食に誘うといった簡単なことからスタートした。500ドル（5万～6万円）もする新しい靴にお金を使う代わりに、友人たちのためにディナーパーティーを開き、ケータリング料理に散財した。

数ヵ月後、彼女は友人の子どものパーティーで知り合った男性とデートをした。以前の彼女なら、その手のパーティーはおもしろいはずがないと、出席さえしなかっただろう。彼女が行動を変えたことで、彼女の優先順位も変わり始めた。優先順位が変わったら、考え方や感じ方も変化した。シャロンは、以前よりも幸せを感じるようになったし、まわりの人たちと繋がっていると思えるようになった。そう思えるようになったことで、もっと繋がりを持ちたくなった。シャロンはさらに多くの友人や家族と関わるようになり、新しい友人もかなり増えた。1年後、彼女はオンラインで出会った男性と婚約した。

シャロンは、仕事はやめていない。ビジネスウーマンでいるか、親密な人間関係を築くかを選択する必要などなかったのだ。あなたにもこう伝えたい。

「あなたが両方を望むのなら、両方とも手に入る」

少しの意識的な努力と、少しの信じる気持ち、生活の何かを変える意欲さえあったら、仕事と私生活を両立させることができるのだ。

知らない人ばかりに囲まれる生活が当たり前に

私は、ここロサンゼルスで新しい人に出会ったら、どこの出身かといつも尋ねている。答えが「ロサンゼルス」であったためしはほとんどない。この街のほぼすべての人が、ほかの都市から、最近ここに引っ越してきたのではないかと思えてくる。こうした「住民の移動度が高い」という現象は、全国的に起きている。

数世代前は、多くの人が1つの会社でずっと働き続け、そこでキャリアを終えていた。今では、そういうことはめったにない。経済のグローバル化にともなって、どこでならキャリアアップができるか、どこでなら仕事を得られるか、といったことで住む場所を決めるようになった。

隣人たちとは知り合いではなく、話もせず、目を合わせることさえないというのが当たり前になっている。フェイスブックの友だちは1000人いても、じかに話せる質の高い人間関係をほとんど築いていない人がたくさんいる。

アメリカ国勢調査局のデータによれば、1970年以降、1人暮らしをしているアメリカ人の数は3倍に増え、夫婦と子どもから構成される家庭の数は、半分に減っている。

数世代前に比べて、結婚する年齢が高くなり、結婚が長続きする夫婦の割合は低下した。また、長生きするようにもなったので、夫や妻に先立たれて独り身になった人の数も増加している。調査によれば、そうした人々の大半は、再婚に興味がないという。

小さな田舎町に住んでいた人の中には、子どもや孫がいても、すでに家を出て、もっと大きな都会に住んでいるという人が多い。社会のこうした傾向には、メリットもたくさんあるが、孤独感を抱える人を増やすことにもなった。孤独感は、多くの人が考えているよりさらに悪い影響をもたらすおそれがある。

孤独感とうつには、双方向の関係があり、孤独感はうつの症状を伴うことが確認されている。言うまでもないが、たいていの人は、うつ状態に陥ったら、人とは距離を置く。人と距離を置くことで、ますます孤独になる。こうして、孤独感とうつは、互いに強化し合って、悪循環に陥ることになる。

抗うつ剤が親しい人を遠ざける

アメリカでは、孤独を感じたときに抗うつ剤を飲む人が増えている。だが皮肉なことに、抗うつ剤は、孤独感をさらに強めるおそれがある。

２００９年に、ＳＳＲＩの抗うつ剤と、「感情の鈍化」と呼ばれる症状との関連性を調べる調査がおこなわれた。ＳＳＲＩを服用している被験者の大半が、ポジティブな感情を抱くことが少なくなり、「感情が鈍くなった」「感情がまひした」「感情が平坦になった」と報告し、そうした変化を薬のせいだと考えていたという。

しかしこの調査では、もっと気がかりな結果も出ている。それは、そうした「感情の鈍化」が、被験者たちの人と繋がる能力に悪影響を及ぼしていたことだ。被験者の多くが、夫や妻、恋人、子ども、家族、友人などから遠ざかってしまったと感じていたという。

すでにお伝えした通り、ＳＳＲＩは「うつ病」の診断基準に当てはまる人や、生命にかかわるおそれがある人には欠かせないが、それ以外の多くの人には、効果よりもダメージのほうが大きくなる可能性がある。

根本的な原因が「恋人がいないこと」だとしたら、錠剤を飲んでも効果はない。著名な研究者が、脳スキャンを使って、恋が発展するときの脳内の変化を調べたことがある。その結果から判断すると、ＳＳＲＩは恋の発展を妨げるおそれがある。

恋に落ちると、脳内のドーパミンが急増し、セロトニンが減少する。その結果、私たちは興奮し、ワクワクドキドキし、相手のことで頭が一杯になる。そういう状態になれば、相手との結びつきが強くなる。夜を徹して人生について語り合ったり、相手とつねにスキンシップを取っていたいと望むようになったりする。

ところが、ＳＳＲＩがセロトニンの減少を防いでしまったら、そうした恋につきものの相手への強い執着が生まれないおそれがある。情熱的な感情には発展せず、単に「受け入れるか、やめるか」と考えるだけに終わるおそれがあるのだ。

孤独感と不安も、切っても切れない関係にある。私たちは「自分は孤立している」と思っているときには、まわりの世界を実際よりも危険なものととらえるという。そうしたゆがんだ見方をしていたら、「私は調子が悪い」「私は安全ではない」という視点から、自分の経験を判断するようになる。

そういう状態に陥ったら、何事にも過度の警戒心を抱くようになる。過度の警戒心を抱いていると、セロトニンの量が減少し、ストレスホルモンが増加してしまうのだ。そういう状態を抗不安剤や3杯のワインでなんとかしようとしても、長期的な解決にはならない。旧友に電話をかけ、夕食や映画に誘ったほうが、はるかに効果がある。

結婚は孤独を遠ざけ、幸せを感じやすい

孤独感とうつが繋がっているというのは、あなたにとっては驚きではないかもしれないが、孤独感と死が繋がっていることについては、どうだろう?

148件の調査（被験者の合計は30万人）をメタ分析したところ、孤独感がきわめて強い人のグループの死亡率は、喫煙者のグループよりも高く、肥満の人のグループの2倍にのぼった。

このメタ分析で、社会との繋がりが強い人のグループは、弱い人のグループに比べて、生存率が50%高いこともわかった。社会と繋がりを持つことが「行動ワクチン」と呼ばれているようだが、それもうなずける話だ。

こうした調査結果は、人間には「自分は支えられている、人と繋がっている、愛されていると思いたい、生まれながらの欲求があることを教えている。この欲求は、厳密なものではないが「心理的要求」と言えるだろう。なぜなら「心理的要求」は「身体の健康」に影響し、その逆のことも起こるからだ。

「結婚したら、気分が改善するはず」と考える人がいるのも無理はない。結婚することが、

1人ぼっちにならないことの保証になるからだ。結婚していれば、仕事を終えて帰宅したときも、つらい時期を過ごしているときも、1人ぼっちではない。

アメリカ全国世論調査センターが、4万人以上を調査した「総合的社会調査」のデータでは、**結婚している人の約40％が、自分を「とても幸せ」とランクづけしている。一方、結婚していない人や別居している人、離婚した人では、自分を「とても幸せ」とランクづけしているのは20％程度**に過ぎない。

とはいえ、相手構わず急いで結婚するのはやめよう。結婚生活を「とても幸せ」にランクづけしなかった人たちで、自分を「とても幸せ」にランクづけした人は、わずか3％しかいない。結婚の相手には、大事に思える人、すばらしいと思える人を見つけたほうがいい。結婚生活を「とても幸せ」にランクづけした人たちには、自分を「とても幸せ」にランクづけした人が圧倒的に多い。

気分の改善や長生きに役立つのは、人との繋がりだけではない。愛情を表現する行為を頻繁におこなうことも役立つようだ。長期的な調査によれば、セックスを週に2回以上していた男性たちは、セックスレスの男性たちに比べて、心臓まひでの死亡率がはるかに少なかったという。

パートナーとのセックスを増やすことが、心臓病の予防になるのならすばらしいことではないだろうか。お金はかからないし、副作用もない。しかも、薬を飲むよりずっと楽しい。

「薬」と「セックス」といえば、ＳＳＲＩによくある副作用の１つが「性機能障害」だ。ある調査では、服用している人の83％が経験したと報告している。言うまでもなく、性機能障害は、親密な関係を築く妨げになるおそれがある。

友人の総数より親友の数のほうが大事

未婚であれ既婚であれ、「人との繋がり」「人への支援」「仲間」を増やすことが、頭の調子や気分の改善に繋がるのは間違いない。**また、何歳であれ、夫や妻、恋人がいようがいまいが、人と繋がる機会はつねにある。**

生涯の恋人に出会う時や場所はコントロールできないだろうが、夕食の誘いを受け入れるかどうか、オンラインデートのサイトにプロフィールを作成するかどうか、そうしたサイトで出会った人からのデートの誘いを承諾するかどうか、親友や母親に電話するかどうか、飼い主のいない動物を自分のペットとして引き取るかどうか、といったことなら確実にコントロールできる。

「オキシトシン」は「抱擁」や「繋がり」と関係する神経伝達物質だが、この物質は、あなたが夫や妻、恋人を抱きしめているときだけでなく、授乳しているときや、単に飼い犬のお腹をなでているときにも放出されるという。

どんな繋がりを持っているかも重要だ。老後の資金を分散投資するのと同じように、繋がる相手も、恋人だけではなく、友人、家族などに広げておいたほうがいい。あなたの卵をすべて１つのバスケットに入れたほうが簡単だろうし、そうしたくなるかもしれないが、それはやめておこう。あなたの恋人、夫や妻との関係と、ほかの人たちとの関係とのほどよいバランスを見つける必要がある。

女性は、男性よりもロマンチックだという固定観念があるかもしれないが、もっと現実的になるべきなのは、じつは男性のようだ。夫に先立たれた女性のほうが、妻に先立たれた男性よりも、うまくやっていける傾向がある。その原因は女性のほうが、結婚生活と強い友情を、同時に維持することが得意だという単純なことのようだ。

「繋がり」を保っている限り、夫や妻に先立たれたときに、再婚する、再婚しないのどちらの道も選択できることになる。「結婚すること」が必要なのではない。あなたのまわりの人たちと繋がりを保つことが大事なのだ。

人づき合いの「質」と「量」、どちらも大事なのは確かだが、「質」のほうがより重要と言えるだろう。友人の総数よりも、親友の数のほうがはるかに大事だ。親友というのは、秘密を打ち明け、何でも話せる友人のことだ。

調査によると、かつてはほとんどのアメリカ人に、親友が３人いたという。ところが２０００年代には、親友の平均人数が１９８０年代の３人から、２人に減ったことが判明した。またこの調査では、アメリカ人の４人に１人が「親友は１人もいない」と答えている。

血の通った人間関係こそが「脳」に効く

こうした変化は、バーチャル世界でも起こっている。2009年の調査によれば、フェイスブックのユーザーのうち、誰かを友だちリストから外したことがある人は約半数だったが、2012年には3分の2に増えている。私たちはもともと「量より質が大事だ」とわかっていて、それはオンラインでのやり取りでも同じなのだと気づいたのかもしれない。

部屋に1人でいるときに孤独を感じるよりさらに悪いのは、たくさんの人がいる部屋の中で、あるいは大勢の「友だち」がいるフェイスブックのページで、孤独を感じることだろう。ソーシャルメディアは、友人たちとの接触を保ち、繋がりを強化するためのものだったはずだ。だが2013年の調査では、フェイスブックをチェックすることで、気分が悪化する人がたくさんいた。

私たちは、実際には、人との繋がりを感じるのをソーシャルメディアに妨げられているのではないだろうか？ 誰かと一緒に出かけて、繋がりを強化するより、家でフェイスブックを詳細にチェックすることのほうが多くなってしまったのではないだろうか？

実際に会って、血の通った人間関係を築くことは、感情面の健康だけでなく、脳にもおおいに役立つ。800人以上の高齢者を数年間、追跡調査したところ、孤独感は認知機能の低下を招くことや、アルツハイマー病の発症率を2倍に高めることがわかった。人との繋がりを感じることができたら、年を取っても知力を保てるようだ。

500人近い被験者たちの約70年後の様子を調べるという、驚くべき調査がおこなわれた。被験者たちは11歳のときにIQテストを受けていた。彼らが79歳になったときに、もう一度IQテストを受けてもらった。

その結果、強力な「つき合いの輪」があり、支えられていると感じている人たちは、長い年月を経ても、認知機能や知力を維持できている傾向があることが判明した。

こうしたメリットを享受できるように、「7日間『エネルギー』革命」では「ニューロンの新生」を促す活動に取り組むことになる。脳を鍛え、成長させることで、新しいつき合いの輪を築き、家から出て活動的に過ごせるようになるし、所属意識や人と繋がっているという意識、目的意識も持てるようになる。

「孤独感」を和らげるための繋がり

孤独感を和らげ、充実した生活を送るためのアドバイスをあげておきたい。このうちのいくつかを試してみよう。

・恋人をデートに誘おう。恋人がいないなら、友人たちに電話して、あなたに「お見合いデート」をする用意があることを伝えよう。あるいは、思い切ってオンラインデート用のプロフィールを作成しよう。

・今夜は、あなたからセックスに誘ってみよう。

・「あなたのこと大好き」と伝えるだけのために、誰かに電話しよう。

・子どものスポーツチームのコーチを務めよう。あなたに子どもがいなくても、やってみよう！

・あなたの夫や妻、恋人、あるいはペットを抱きしめよう。

・ディナーパーティーを開こう。

・「meetup.com（ミートアップ・コム）」のように、オンラインで共通の興味を持った仲間を見つけて、オフラインの場で会って一緒に活動するためのサイトに行ってみよう。そこでは、自分の地域で活動中のグループやイベントを見つけたり、自分で新しいグループを作ったりすることができる。ハイキンググループや、出会いのための社交集団など、色んな種類のグループがあるので、興味のあるグループに参加してみよう。会費のいらないグループもたくさんある。

・高校時代や大学時代の仲よしグループで、旅行を計画しよう。

・ダンス教室に入ろう。

第13章 論理や科学では埋められない精神的な飢え

ジョンは一見したところ、幸せそうに見えた。ビジネスマンとして成功を収め、夫としても、2児の父親としてもうまくいっている。表面的には、生活のすべてが申し分ないのだ。6ケタ（数千万円）の年収があり、家族や友人たちを愛し、健康にも恵まれていた。では、どうして私とセラピーに取り組むことにしたのだろうか？

彼の説明によれば、自分は幸せだと思っているのに、最近、自分の人生に何かが欠けていると感じるのだという。

でも彼は、望んだものはすべて手に入れている。それでもときどき、虚無感に見舞われるのはなぜだろうということだ。私は、ジョンと話をするうちに、彼には優しさがあるが、きわめて論理的な人間であることに気づいた。彼は「考える人（thinker）」であって、「感じる人（feeler）」ではない。科学的に証明されたことしか信じない。

たとえば、両親の福音派キリスト教へのゆるぎない信仰は、彼にはまったく理解できない。だから教会にも、高校を卒業してからは友人の結婚式以外、足を踏み入れていないという。どうやら、両親のような信仰のしかたは自分には向かないと思い、宗教とかスピリチュアリティは、すべて性に合わないと決めつけてしまったようだ。

ジョンは、そうした考え方は健全で、理にかなっていると考えている。でも私は、論理的でありながら感情的でもあること、科学的でありながらスピリチュアルでもあることは可能だと思っている。だから、ジョンにそれを証明することに努め、スピリチュアリティを取り入れることで、彼の理づめの人生が好転するかどうか試してみることを勧めた。

彼はまず、私が処方した簡単な「12分間瞑想」に取り組んだ。自然の中で過ごす時間を増やすために、マインドフルな「ウォーキング・メディテーション（歩きながらの瞑想）」にも取り組んだ。

そうしたことに取り組んでいるあいだ、彼はスマホの電源を切り、「今」をあるがままにとらえるようになった。それは、いつもの目的を達成することを最優先する目的志向、リニア（直線）思考とは異なる体験だった。

そのうち、妻や子どもたちと一緒に、教会の礼拝にも出かけるようになった。彼は、自分がそれをとても楽しんでいることに驚いたという。牧師の話のすべてに賛同できるわけではないが、それでもいいと思えた。スマホなどの気を散らすものから解放され、家族と一緒に内省的な時間を過ごすことが、彼にとって静かな喜びとなったのだ。

すでに、私とのセラピーセッションを終えてかなりの月日が過ぎたが、ジョンは今でもスピリチュアルな旅を続けている。何を信仰するかをはっきり決めたわけではない。だが、それを探すことに時間をかけ、結果的に、はるかに大きな満足感を覚えている。

科学的なスピリチュアルへの取り組み

アメリカでは、1人暮らしをする人や、あまりにも動かない人、工場で生まれた畜産物を食べることが多い人が増えているが、それに加えて、宗教に共感しない人も増えている。最近のデータでは、アメリカ人の5人に1人は特定の宗教を信仰していない。30歳以下の層では、その割合はさらに高まり、もはや3人に1人が無宗教だという。

次第に世俗的、商業的になっている今の世の中では、スピリチュアルな取り組みのすばらしいパワーを忘れるのは簡単だ。多くの人が子ども時代の宗教を拒絶し、スピリチュアルな活動を一切やめている。でも、それは残念なことだ。**祈る、歌う、瞑想する、唱えるといった昔ながらの行為には、投薬治療以上に不安を和らげる効果があるからだ。**礼拝のときによく流れている落ち着いた音楽には、睡眠の質を高める効果もあるという。

スピリチュアルな生き方を見つけることで、幸福感が高まることも確認されている。礼拝によく参加する人たちのグループは、礼拝に参加しない人のグループに比べて、自分を「とても幸せ」とみなす人の割合が高く、長生きする人の割合も高いという。

さらに、血圧も低いそうだ。礼拝に参加していなくても、死後の世界を信じている人たちは、うつや不安の程度が軽いという調査結果もある。

もちろん、特定の宗教を信仰していなくても、幸せになれるし、長生きすることもできる。特定の宗教を信仰していない人の大半が「神」の存在を信じているし、信仰のない人の中にも、自分をスピリチュアルだとみなしたり、自然や地球と深い繋がりを持ったりしている人がたくさんいる。レクリエーションとしてスポーツチームに参加することや、友情を深めることでも、同じような効果（すべてとまではいかないが）を得られる可能性がある。

信仰心は確実に持っているのに、特定の宗教組織への参加をやめてしまった方は、「心のふるさと」を探し始めたほうがいい。月に1回、どこかの礼拝に参加してみてはどうだろう。今の時代には、そのくらいの頻度が現実的だろう。

あなたが宗教組織にはどうしても興味が持てないとしても、まったく問題はない。それでも、何らかの「スピリチュアルな取り組み」を実行する時間と場所は探したほうがいい。宗教とは無関係の瞑想教室やヨガ教室に参加するとか、自然の中でマインドフルなハイキングをするとか、そうした取り組みの脳へのメリットは、無視するにはあまりにも大き過ぎる。

私たちは、地球上で最も進化した脳を持っていて、そうした脳を大事にする責任もある。動物のほとんどは、人間ほど長生きしないし、アルツハイマー病を抱えることも、精神的な危機に陥ることもない。

脳の部位の中に、魂が宿る場所があるとしたら、それは「前頭前皮質」だと言われている。そこが、人間と動物とで最も差がある部位なのだ。前頭前皮質は、脳の中で最も人間らしい部位の1つで、人との繋がりや長期的なプランニングに関与している。

驚くべきことに、私たちはスピリチュアルな取り組みを通じ、この部位を鍛えることや、大きくすることさえできるのだ。前頭前皮質が活発に働いているときには、私たちは「いい気分」になる。活発に働いていないときには、うつ、不安、何らかの依存に陥る。

スピリチュアルな取り組みは、脳のほかの部位にもいい影響を及ぼす。たとえば「前帯状皮質」の働きを活発にするが、この部位が活発になると、私たちは思いやりの気持ちが強まることになる。

祈りや瞑想には「頭頂葉」の働きを低下させる作用もある。この部位の働きが低下すると、私たちが自分自身と宇宙や自然、神とのあいだに感じる境界線が取り払われる。

このメカニズムは、すばらしいストレス解消法ではないだろうか。人々が高度な祈りや瞑想、音楽を通じて一体感を覚えることや、一部の民族が幻覚剤を使って超常的な境地に達することの説明にもなる。そうした境地には、部屋の中や浜辺で静かに座り、すべての人と繋がり合っている状態を感じることでも、到達することができる。

世界には様々な宗教があるが、いくつもの宗教に共通点がたくさんある。宗教には、音楽や祈り、瞑想がつきものだし、道徳や思いやり、愛に重点を置いている。私たちは「違い」ではなく、そうした「共通点」に目を向けたほうが、得るものが多いのではないだろうか。

科学的な見方をしてみると、祈ったり、瞑想したりしているときには、キリスト教徒、ユダヤ教徒、イスラム教徒、仏教徒、さらには不可知論者までもが、同じような精神状態になっている。そうした精神状態は、「思いやり」や「人との繋がり」に関連しているので、世界の宗教は、目指すものも共通していると言えるだろう。

2つの異なる宗教の取り組み方について、その効果を比較したところ、どちらに取り組んでいる人にも、同じような心理的、身体的メリットが見られたそうだ。また、修道女と仏教僧の脳のスキャン画像でも、同じような変化が起こることが確認できたという。

気軽にスピリチュアルを始められる3つの入り口

スピリチュアルな取り組みを開始するため、あなたにできることをいくつかあげておく。

①スピリチュアルな道を探ろう

興味のある宗教についての本を購入したり、地元の教会の礼拝に参加してみよう。**最初の何回かはなじめない気がするかもしれないが、そんなときには生活の質を高めてくれそうな「教え」を、1つか2つ探してみてはいかがだろうか。**あなたに一番役立つ信仰を取り入れるための旅を開始しよう。

②1日12分間だけの瞑想に取り組もう

信仰心がないなら、宗教と関係のない取り組みを通じて、頭の調子や気分を改善しよう。

瞑想に関する調査は、1日に数時間の瞑想を、長年にわたって続けている修道僧や修道女を対象にしたものが多かった。だが、あなたに朗報がある。**1日にたった12分の瞑想で、色々な効果を得られることが明らかになったのだ。**その効果は、数週間で表れるという。

高名な神経学者アンドリュー・ニューバーグが、記憶力が低下した人たちを対象にして実験をおこなった。彼らに毎日12分間の瞑想に取り組んでもらい、脳スキャン画像を撮影したところ、前頭前皮質の働きが活発化し、脳の血流量も増加していることがわかった。

その瞑想には宗教的な意味合いはなかったが、被験者たちが瞑想しているときには、頭頂葉の働きが低下することもわかった。

つまり、被験者たちは、宇宙や自然、あるいは神と1つになっているという感覚を抱いていたということだ。1日12分の瞑想にしては、なかなかすごい。被験者たちの記憶力も、平均で10〜20%改善し、なかには50%近い改善が見られた人もいたという。

瞑想をはじめとする「マインドフルネス」にもとづいた取り組みは、ADHDや依存症、うつ病、不安症、癌、心臓疾患、HIV、不眠症など、様々な身体疾患、精神疾患を改善する可能性がある。だから、ADHDを治療するなら、アデロールやリタリンのような精神刺激剤を飲む前に、まずは「マインドフルネス瞑想」の教室に通ってみよう。実験で、この瞑想がとても効き目があることが判明している。

あるいは第15章の「7日間『スピリット』革命」で、いくつか紹介している手っ取り早い瞑想法を試してみよう。その瞑想法のいくつかは、ジョン・カバット＝ジン博士が開発した「マインドフルネスストレス低減法（MBSR）」の瞑想法をお借りしたものだ。

MBSRはのちに、うつ病の治療のための「マインドフルネス認知療法（MBCT）」へと発展した。

③積極的に戸外に出て大自然に触れよう

宇宙との一体感を味わうもう1つの方法は、自然の中で過ごす時間を増やすことだ。私たちは森の中を散歩するのを忘れて、テレビやパソコン、スマホの前でマルチタスクばかりしているので、集中力を長く保てないし、不眠症や不安症などの神経関係の不調に陥りやすくなっている。

子どもたちが戸外の遊びに費やす時間は、1日わずか15〜20分だが、テレビやスマホ、パソコンなどのメディアとかかわっている時間は7時間半を超えているという。当然ながら、パソコンのない家庭の子どもたちは、戸外でもっと多くの時間を過ごしているそうだ。

私たちは、気を散らす通知音などのノイズから解放されているときのほうが、自然の美しさや穏やかさ、静けさを深く味わうことができ、その結果として、集中力が長く保てるようになるという。

ただ、自然の写真のスライドを見ただけで、注意力が改善したという調査結果もある。写真でそうした効果があるなら、本物の自然に触れたらどうなるのだろう！

マルチタスクをしたほうが、仕事がはかどるように思えても、実際には、かえって時間がかかるのと同じように、**昼食の時間にパーティションの中で仕事をすることも、能力を十分に発揮することの妨げになるようだ。**実験では、自然の中で（デジタル機器から離れて）過ごした被験者グループは、創造力を試すテストの点数が50％高かったという。

スマホから離れて、まわりの世界に波長を合わせよう。そうすれば、あなたの生活や見える景色がすっかり変わって、びっくりすることになるだろう。

第5部

ブレイン・フォグ
治療プログラム

第14章 ブレイン・フォグ治療プログラムの概要

いよいよこれからの3週間で、ブレイン・フォグの原因となっている生活習慣を修正しよう！

以下のプログラムは「第1週」から「第3週」までの3部構成で、週ごとに別のテーマに取り組むことになっている。

第1週は「気分」革命。

まずは、あなたの「食べもの」を修正しよう。さらに「考え方」の修正にも取り組んで、気分の大幅改善を図りたい。

続いて第2週は「エネルギー」革命。

行動療法の手法を使って、あなたの行動を変えてみよう「エネルギーレベル」と「集中力」を高めることに重点的に取り組む。

そして第3週は「スピリット」革命。

現代人が失いつつある「スピリチュアルな世界との繋がり」を探してみよう。

この章では、それぞれの週にどんなことに取り組むかを詳しく説明する。次の章で、1日ごとに、その日の取り組みをお伝えしよう。

3週間プログラム

第1週　7日間「気分」革命

精神的に不安定で、無気力な状態を脱して、元気で活動的になるために、あなたの食べものを改善する。認知療法の手法を使って、考え方を変えてみよう。この週に、7つの「落とし穴となる思考パターン」を、毎日1つずつ変えていくことになる。

第2週　7日間「エネルギー」革命

「睡眠」「サーカディアンリズム」「運動」「ニューロンの新生」を利用して、頭がぼんやりして、注意散漫な状態を脱し、鋭く、冴えた頭を取り戻そう。脳は「ニューロンの新生」を通じて成長する。脳を刺激したり、学習したりすることで「ニューロンの新生」を促すことができる。行動療法の手法を使って、あなたの行動を変えてみよう。

第3週　7日間「スピリット」革命

自分よりも大きなものと繋がりを持って、人生の目的と喜びを見つけよう。

私は、あなたができるだけ苦痛のない方法で、脳の霧を晴らし、気分を高め、エネルギーを取り戻せるよう、お手伝いするつもりだ。

それでは、このプログラムの健康的な取り組みを、あなたが今後の生活に取り入れるためのちょっとした作戦を伝授しよう。**あなたには、各週の取り組みを確実に実行するようお願いするが、プログラム期間の1週間を終えた後も「80対20のルール」に従って、取り組みを継続するようお願いしたい。**

たとえば第1週は、砂糖と小麦粉を完全に断って、オメガ3のスーパーフードを食べ、野菜と果物を毎日7品食べていただくことになっている。

第2週以降は、砂糖と小麦粉の摂取をごく少量にして、オメガ3のスーパーフードを食べ、野菜と果物を毎日7品食べるといった形で、少々ルールを緩めて継続していただきたいということだ。

これは、少なくともプログラムの残りの期間、できれば生涯にわたって続けていただきたい！

運動や瞑想など、このプログラムのほかの取り組みも、同じようにして続けよう。そうすれば、頭の調子も気分も、どんどんよくなる一方だ！

では早速、各週の取り組みについて説明しよう。

第1週　7日間「気分」革命

最初の週は、気分が不安定な状態を脱して、活力を取り戻すために、次の2つの分野に取り組むことになる。

■食べもの

血糖値スパイクや炎症が脳にダメージを与え、ブレイン・フォグを引き起こしている。この週は、あなたの食べものから、血糖値スパイクや炎症を引き起こす食品を取り除き、その代わりに、脳のダメージを修復し、脳に栄養を与え、脳をサポートする食品を追加することになる。

■認知のしかた(考え方や感じ方)

「落とし穴となる思考パターン」が7つある。あなたは、自分がその7つの思考パターンに陥っていないか、毎日1つずつチェックすることになる。自分が「落とし穴となる思考パターン」に陥っていると気づいたら、考え方を変え始める。あなたの考え方が変われば、あなたの感じ方も変わることになる。感じ方が変わることが、行動や選択のしかたを変えるすばらしい原動力となる。

まずは、食べものの修正に取り組もう。最初は、修正を加えることに怖気づくかもしれない。でも、心配はいらない。この週が終わったら、少し手を緩めることができる。1週間ハードワークに取り組んだら、その後は第3章で紹介した「80対20のルール」に従って、少なくともプログラムの残りの期間は（できれば生涯にわたって）、取り組み続けよう。

ところで、あらかじめ言っておくが、最初のうちは、調子がよくなる前に、調子が悪くなることがある。だから、このプログラムを開始するのは、仕事が山ほどあって忙しい月曜の朝はやめておこう。修正を加えることに専念できそうな静かな週末に開始したほうが、はるかに効果的だ。

これから、その修正がどんなものかお伝えするが、あなたはそれを知る前に、私たちの多くが摂取するのを怠っているビタミンBなどを摂取して、エネルギーを補給しておいたほうがいいかもしれない。

「食べもの」の修正

食べものを修正するために、次の6種類の食品に対処することになる。最初の4つを取り除き、残りの2つを追加する。

①砂糖と人工甘味料

②小麦粉とその加工食品、スナック菓子
③炎症を引き起こすオメガ6脂肪酸
④カフェイン、アルコール、その他のホルモンの急増や激減を招く物質
⑤オメガ3スーパーフード
⑥野菜と果物

このプログラムの最初の取り組みは、血糖値スパイクを引き起こす食品（「第3章」をご参照のこと）を断つことだ。私たちは、そうした食品をあまりにもたくさん食べているので、この取り組みは多くの人にとって最もハードなものとなるだろう。

まず、断つ食品をお伝えするが、その食品と置き換えられる食品も提案するので、試してみてほしい。その後で、楽しい部分（食品を追加する）の説明に入ろう。

■砂糖と人工甘味料にサヨナラしよう

私たちの多くが経験している「気分の激しい変化」を引き起こしている元凶は砂糖だ。砂糖の多い食事と、認知症やアルツハイマー病などの神経変性疾患（中枢神経の中の特定の神経細胞群が徐々に死んでいく病気）には、強い関連があることが知られている。

【取り除く食品】

・砂糖
・果糖ブドウ糖液糖（高フルクトース・コーンシロップ）、コーンシロップ、固形コーンシロップ
・それ以外のあらゆるシロップ――キャロブシロップ（地中海地方原産のイナゴ豆から作られる甘味料）、ゴールデンシロップ（サトウキビから作られる糖蜜。イギリスでは定番の甘味料）、モルトシロップ（麦芽シロップ）、メープルシロップ
・単語の末尾に「ose」がつくほとんどの物質――dextrose／デキストロース、glucose／グルコース（以上、ブドウ糖）、fructose／フルクトース（果糖）、sucrose／スクロース（ショ糖）、maltose／マルトース（麦芽糖）、galactose／ガラクトース
・デキストリン、マルトデキストリン（でんぷんやグルコースから作られる炭水化物。甘味料として、あるいはとろみやつやを出すために、飲料、スナック菓子、カップラーメンなど、幅広い食品に使われている）
・アガベシロップ（「アガベ」という植物の樹液）
・はちみつ
・フルーツジュース、果汁入りジュース
・人工甘味料――スクラロース（「スプレンダ」）、アスパルテーム（「パルスイート」）、サ

ッカリン（「スイートンロー」）、アセスルファムカリウム（「アセスルファムK」「エースK」「サネット」「スイートワン」「E950」）

【置き換えよう】

あなたは、果物の自然な甘みのよさがわかるようになるだろう。だが、その甘みでは物足りない場合は、「ステビア甘味料」ならOKとしよう。小袋入りの粉末も売られているし、「グラソービタミンウォーター」などのゼロカロリー飲料にも含まれている。

【スイーツの代替食】

あなたはデザートをあきらめる必要はない。いったん、甘過ぎる炭水化物の加工食品を断ってみると、食品の自然な甘みに驚くことになるだろう。

・フルーツ味のヨーグルトを、プレーンなギリシャヨーグルトに切り替えよう。
・デザートとしてプレーンなギリシャヨーグルトに、オーガニックのブルーベリーとステビア甘味料を入れたものを試してみよう。
・野菜を80％、果物を20％にして、おいしいスムージーを作ろう（巻末の付録Bにあるレシピをご参照のこと）。

【好ましい飲料】

売られている飲料ばかり飲んでいると、大量の砂糖を摂取してしまうおそれがある。野菜と果物が「80対20」のスムージーを作ろう。そうすれば、グリセミック負荷を大幅に減らせることになる。

ただし、果物の「レモン」と「ライム」は、糖分が1個につき1グラムぐらいしか含まれていないので、この2つは野菜としてカウントしていい。この2つは苦い野菜にかんきつ類の酸味を加えるのにとても重宝する。

あなたもきっと、ショッピングモールのフードコートなどで売られている甘過ぎるスムージーや市販の野菜ジュースより、野菜と果物のスムージーのほうが好きになる。

野菜ジュースとして売られている緑色のジュースは、成分のほとんどが安価なリンゴ果汁だ。リンゴ果汁は血糖値スパイクを引き起こす。スムージーを作るときには、果物の果汁だけ加えるのではなく、果物をそのまま使おう。果肉を使ったスムージーは、ことのほかおいしい。おまけにお肌にいいいし、食物繊維も摂取できる。

＊レシピ

私のお気に入りのスムージーを紹介しよう。材料は次の通りだ。

・ロメインレタス、ケール、サラダホウレンソウ、ブロッコリ、キュウリを、約カップ4分の1ずつ（アメリカの計量カップは1カップ約240ml）
・レモンのしぼり汁　適量
・ショウガ　2・5cmぐらい
・皮つきの洋ナシ　2分の1個
・マンゴー　数切れ
・水　カップ2

このスムージー作りを、ポテトチップスを買いに行くのと同じくらい手軽なものにするために、私は一度に3〜4杯分作って、冷蔵庫に入れている。そうしておけば、出かけるときでも、バッグに入れて持ち運べる。

▩小麦粉とその加工食品、スナック菓子を断とう

小麦粉食品は（一見、体によさそうな全粒粉を使ったものでさえも）グリセミック指数が高い。つまり、血糖値を上昇させるということだ。それこそが、私たちが避けようとしていることだ。「7日間『気分』革命」のあいだは、小麦粉を含む食品と、ジャガイモや白米などの高GI食品を一切断つことになる。

【取り除く食品】

・小麦粉
・小麦粉を含むすべてのパン
・パスタ
・トルティージャ（ジャガイモ入りのスペイン風オムレツ）
・ポテトチップス
・ジャガイモ
・白米

【置き換えよう（次のようなすばらしい食品なら、1日2カップまでOKだ）】

・玄米
・キヌア
・大麦
・オートミール
・ブルグア（蒸したデュラム小麦を乾燥させ、挽き割りにしたもの。トルコ地方の常食）
・キビ、アワ
・クスクス（デュラム小麦で作る小さな粒状のパスタ。北アフリカや中東でよく食べられ

ている）
・スペルト小麦（現在の小麦の原種にあたる古代小麦。品種改良がほとんどされていない）
・小麦粉を使っていない発芽穀物パン

【パンの代替食】

私は小麦粉を使っていない発芽穀物パンや、発芽穀物イングリッシュマフィンが大好きだ。そうしたものは、エネルギーレベルを高める炭水化物なのに、グリセミック指数は小麦粉で作られたものの半分しかない。発芽穀物を使ったパンやシリアルには、脳にいいアミノ酸が含まれているし、タンパク質もほかのタイプのものより多く含まれている。私は、発芽穀物パンはトーストにするのが好きだ。トーストにすると、食感がよくなるのだ。

【パスタの代替食】

私は誰よりも、パスタなしで暮らすことのつらさを知っている。子どものころから、ずっと「マカロニ・アンド・チーズ」が大好物なのだ。第1週が終わったら、たまに楽しむのは自由だ。ただし「80対20のルール」をお忘れなく。では、脳にいい手軽な代替食をいくつかあげておこう。

・パスタの代わりに「しらたき」を使おう。しらたきは植物ベースのヌードルで、炭水化物をほとんど含んでいない。
・マカロニサラダの代わりに、黒豆とコーンのサラダを作ってみよう。

【好ましいスナック食品】

私たちはスナック菓子からも、血糖値スパイクを引き起こす炭水化物を大量に摂取している。幸い、スナック菓子の置き換えは驚くほど簡単だ。次のような健康的な食品に切り替えよう。そうすれば、あなたの脳（とウエストライン）から感謝されるだろう！

・トルティーヤチップス（トウモロコシを揚げたチップス。日本でもメキシコ料理屋などで供される）の代わりに、セロリにサルサソースをつけて食べてみよう。
・ピタチップス（ピタパンを焼いて作ったスナック菓子。ピタパンは日本ではケバブサンドなどで使われる）の代わりに、カットした赤ピーマンやニンジン、ミニトマトにフムス（ヒヨコ豆をゆでてペースト状にしたものに、ゴマペーストやオリーブオイルなどを混ぜたペースト）をつけて食べてみよう。
・クラッカーの代わりに、オーガニックのオリーブオイルポップコーンを試してみよう。あるいは、電子レンジで手作りしてみよう。

・小麦粉パンのトーストとピーナツバターの代わりに、リンゴやセロリにアーモンドバターをつけて食べてみよう。
・マッシュポテトの代わりに、マッ・シュ・カリフラワーやマッ・シュ・ヒヨコ豆を作ってみよう。

【そのほかの提案】
・ポテトチップスの代わりに、ナッツを食べよう（オイルで焼かれていない、プレーンなタイプのものを見つけよう）。
・玄米ライスのチャーハンを作ろう。ライスの量はカップ2分の1程度にして（店のチャーハンは、ほとんど全部がライスなので大きな違いがある）、オーガニックの卵や肉、刻んだタマネギ、ブロッコリ、赤ピーマン、ニンジンなどで、かさ増ししよう。オリーブオイルで炒めて、ショウガとしょうゆ、ターメリック、コショウで仕上げよう。
・ロメインレタスの大きな葉も、捨てないでとっておき、サンドイッチのパン代わりに使おう。

■「オメガ6脂肪酸」を多く含む食品を断とう

私たちの食事の「オメガ6」と「オメガ3」の割合は、とんでもないことになっている。

この割合を修正することは、炎症やブレイン・フォッグ、うつと闘うための最も大事なステップの1つだ。**オメガ6脂肪酸は、工場式農場から生まれた畜産物に多く含まれている。第1週で早速、それを取り除くことになる。**オーガニックの畜産物に切り替えたら、最初はお金がかかるが、長期的に健康を維持できたら、お金の大きな節約になる。

【取り除く食品】

・工場式農場で育てられた家畜や、ノンオーガニックな飼料や穀物で育てられた家畜の肉、乳製品、卵

・揚げもの

・次の項に記した4つのオイル以外のすべてのオイル

【置き換えよう】

・ラベルに次のような言葉が記載されている肉や、乳製品、卵

「organic（オーガニック）」「grass-fed（草で育てられた）」「pastured（放牧の）」「free-roaming（自由に歩き回っている）」「free-range（放し飼いの）」

・エクストラバージンオリーブオイル、オリーブオイル、キャノーラ油、亜麻仁油（亜麻の種子から取れる黄色い油）

■ 気分を高めては、またすぐ下げる物質を控えよう

そうした物質をすべて断つことにはならないので、ご安心を。とはいえ、第2週には、サーカディアンリズムに悪影響を及ぼす物質を控えることになる。第1週は、コーヒーは砂糖抜きのものだけにしていただき（エネルギードリンクは人工カフェインが入っているから、もちろん飲まない）、アルコールはほどほどの量にしていただくことになる。

・1日のカフェインの摂取は、最大で200㎎まで（240㎖のカップでコーヒー2杯程度）。あなたがいつもコーヒーを1日に何杯も飲んでいるなら、このプログラムの最初の2週間は緑茶に切り替えよう。それなら、6カップ飲んでもカフェインは200㎎を超えない。あるいは、ハーフカフェインのコーヒーにしよう。そうすれば、1日4杯飲める。
・アルコールは1日1杯とする。種類としては赤ワインが望ましい。「1杯」は、ワインならグラス1杯、ビールなら240㎖、ウイスキーなどの蒸留酒なら45㎖。
・快楽を得るためのドラッグとたばこを断つ（ただし、このプログラムは、薬物中毒やアルコール依存を治療するためのものではない）。
・あなたが睡眠薬やベンゾジアゼピン系の処方薬を飲み過ぎていると思うなら、「3週間プログラム」を終えたときに医師のところに行き、薬を減らすことについて相談しよう。食

べものや運動、睡眠、ライフスタイルの修正に取り組んだら、あなたの気分やエネルギーレベルが高まるので、プログラムを終えたころには、薬を減らすのに理想的な時期を迎えている可能性が高い。

■1日に1品はシーフードを食べる

以上で、食べることができないものはすべてお伝えしたので、追加するものについての説明に入ろう。あなたに追加していただきたいのは、一にも二にも「魚」だ。第1週は、脳にいい「オメガ3スーパーフード」、つまりシーフードを、毎日欠かさず食べることになる。シーフードは、脳にDHAとEPAの2種類のオメガ3脂肪酸を最も多く供給する。できれば、次のリストのシーフードを、1日に少なくとも1つ食べていただきたい。

- ビンナガマグロ（竿釣りやトローリングで捕獲した天然もの。生のものも缶詰もOK）
- ギンダラ
- ムール貝（養殖もの）
- カキ（養殖もの）
- ニジマス（養殖もの）
- サケ、ギンザケ（養殖ものはアメリカ産を推奨。天然ものなら産地を問わない）

・エビ、ボタンエビなど

ほかにも、ベジタリアン向けの「オメガ3スーパーフード」として、次のような食品がある。こうした食品には「ALA」が多く含まれている。私たちの体は「ALA」を原料にして、頭の調子や気分を改善する「DHA」や「EPA」を作っている。とはいえ「ALA」から「DHA」や「EPA」への変換率は、とくに男性の場合は、あまり高くはない。

・クルミ（カップ4分の1）
・亜麻仁粉末（大さじ2）、あるいは亜麻仁油（大さじ1）
・チアシード（大さじ2）

■1日に7品の野菜と果物を摂取する

次に追加することになるのは、野菜と果物だ。少なくとも1日7品は食べよう。すでにお伝えした通り、そうすることで気分やエネルギー、認知機能を信じられないくらい改善できる可能性がある。野菜と果物には、心身の不調と闘い、脳の働きを高める力がある。その力を最大限に引き出すためのアドバイスをいくつかあげておこう。

・果物より野菜を優先的に食べよう。
・果物の中では、ベリー類を優先的に食べよう。
・できるだけ、オーガニックのものを選ぼう。
・野菜や果物に含まれているビタミン類は、コファクターとして働くし、様々な酸化作用もある。ビタミンの種類によって、コファクターとしての働きや酸化作用が異なり、種類によって、含有するビタミンが異なる。多種類のビタミンを摂取できるように、多種類の野菜と果物を食べよう。
・果物は汁をしぼるのをやめて、そのまま食べるか、ミキサーにかけたものを食べよう。
・私は、野菜と果物をスムージーにすることで、毎日、十分な品数を食べられるようにしている。巻末の付録Bで、私のお気に入りのスムージーのレシピを紹介しているので、参考にしていただけたら幸いだ。メイソンジャーに入れて持ち運ぶこともできるし、1品につき1ドルもかからない。

あなたが食べる野菜や果物から最大の効果を得るには、水もたくさん飲んだほうがいい。少なくとも1日に「240ml の水を10回」飲もう（あくまでアメリカ人の目安として。日本では、計1500ml の水をこまめに飲むことを勧めている専門家が多い）。

ここまで来たら、そんなにハードではないように思えてきたのではないだろうか？

「認知のしかた」を修正する

第1週には、このほか「認知のしかた」についての取り組みも実行していただくことになる。この取り組みは、あなたのまわりの世界やあなた自身に対する、これまでの見方を立て直すのに役立つはずだ。

適切な食品を食べることは、あなたの「気分」の改善に大きな効果があるが、「認知のしかた」を修正することにも大きな効果がある。

食べものをこれほど徹底的に修正しているあいだは、何かしら、役に立たない思考パターンに陥る可能性がある。私は認知行動療法のセラピストなので、そうした思考パターンを見極めるのが専門だ。

そこで、この週は毎日、私が「落とし穴となる思考パターン」と呼んでいるものの1つに目を向け、ポジティブな方法で対処していただきたい。気分を低下させている思考パターンに気づいたら、もっと役に立つ視点から、その思考パターンをとらえ直すことができる。

この取り組みは、ブレイン・フォグの原因となる食べものを断つという、大変な時期を乗り切るのにおおいに役立つだろう。第1週は、次の7つの「落とし穴となる思考パターン」が、あなたにネガティブな考えや感情を抱かせていないか、チェックすることになる。

①自分のせいにする
悪いできごとを、自分のせいで起きたと思い込むこと。
②問題を広げる
あなたの1つの側面での問題を、あなたのすべての側面に広げてしまうこと。
③自分の考えに囚われる
自分の考えに執着して、身動きが取れなくなること。
④悲観する
何事についても、最悪の事態を想定すること。
⑤二極化する
すべてのものごとを、白か黒か、イエスかノーかのどちらかしかないとみなすこと。
⑥心を読む
自分は相手の思っていることがわかると思い込んでしまうこと。
⑦悪い予感に囚われる
過去や現在の悪い状況を判断材料にして、将来も同じだと考えてしまうこと。

自分がこうした思考パターンに陥っていないか注意を払うことで、自分がたびたび陥っていると気づくときがある。そう気づくことが第一歩だ。注意を払うことと、日ごとの自己評価を通じて、自分が陥りやすい思考パターンを知り、それを減らす方法を学ぼう。そうすれば、あなたが能力を発揮するのを妨げている心理的な障壁を取り払えるようになる。

「3週間プログラム」のほかのすべての取り組みと同様、この週が終わってからも、7つの「落とし穴となる思考パターン」に意識を向け続けていただきたい。

第2週　7日間「エネルギー」革命

第2週は、疲れ切った状態を脱し、エネルギッシュな状態を取り戻すために、次の分野に取り組むことになる。

①睡眠とサーカディアンリズム

脳への光の取り込み方を調整して、睡眠リズムを整え、エネルギーレベルを高めよう。

②運動

体を動かして、脳を活性化し、ニューロンの成長を促そう。

③ニューロンの新生

つねに新しいことを学習して脳の機能を高めよう。脳の機能は高めない限り、少しずつ衰える。この週はニューロンの新生を促すため、ターメリックと黒コショウを含むスーパーフードを毎日食べることになる。

④**集中力と報酬**
ソーシャルメディアと電子機器を断ち、1つのことに集中する能力を高め、喜びを味わう能力を取り戻そう。

毎晩8時間の眠りにつこう！

第1週で食べものを改善したので、あなたの睡眠習慣はすでに変わっているのではないか。炭水化物の加工食品で血糖値スパイクを起こすこともなく、カフェインやアルコールでサーカディアンリズムが乱されることもないので、ぐっすり眠れるのは当然だ。とはいえ、いくつか手段を講じることで、疲れがさらに取れるような睡眠を確実なものにできる。

目標は毎晩8時間の睡眠を取ること。いつもよりも早い時間に寝ることになるだろうが、状況の許す限り、8時間睡眠を確保しよう。それから、**毎日同じ時間に寝て、同じ時間に起きよう。午後11時に寝て、午前7時に起きるといい**だろう。健康を維持するには、そうした自然なリズムを作る必要がある。

朝起きたら、ただちにカーテンやブラインドを開け、明るい光を浴びよう。窓がなくても、部屋の照明をすべてつけたり、ライトボックス（光源が中に入っているボックス型の照明器具）を利用したり、ただちに外に出るといったことで、明るい光を浴びることができる。

次のような手段を通じて、ぐっすり眠るための環境を整えよう。

・テレビを見ない。
・午後7時以降は、パソコンやタブレットを使わない。
・午後7時以降は、目の疲れを軽減するために、あなたが浴びるすべての蛍光灯を電球色に切り替えたり、調光器を使ったりして、明るさをできるだけ抑えよう。
・午後7時以降に、太陽光が残っている戸外にいる場合は、サングラスを着用しよう。
・朝や昼間は、あなたの目に太陽光を取り込もう。できれば戸外に出るといい。昼間はブラインドを開けておき、デスクをあなたが窓に対面できる向きに置こう。
・寝室の窓から少し光が入ってくるなら、光を一切シャットアウトするバックアウトブラインドを取りつけるか、アイマスクを使おう。
・寝室の温度は、20度程度の涼しさを保とう。ただし足は温かくしておいたほうがいい。必要であれば、ソックスをはいて寝よう。
・夜勤の仕事をしている方へ。仕事中は明るい光を浴び、眠るときは真っ暗にして、少なくとも8時間の睡眠を取り、自然のサーカディアンリズムを再現しよう。

1日44分の有酸素運動を意識して

少なくとも1日44分の有酸素運動をしよう。そうすることで海馬（脳内の記憶や気分、ストレスに関与する部位）の一部「歯状回《しじょうかい》」を刺激することができる。歯状回を刺激したら、

「ニューロンの新生」が促され、脳の成長や拡大に繋がるのだ。

歯状回が刺激を受けない状態が続くと、認知機能が低下する可能性が高い。一度に44分の運動をしてもいいし、22分ずつの2回に分けてもいい。

脳を目覚めさせるNバック課題に取り組む

魔法のような記憶力改善法である「Nバック課題」に、1日12分間取り組もう。ここで、Nバック課題の「レベル1」と「レベル2」のやり方を説明しておこう。この週は、毎日Nバック課題に取り組むことになるが、最大の成果を得たいなら、その後も定期的に続けたほうがいい（巻末に付録Aを設けてある）。記憶力は、使わなければ低下してしまうものなのだ。

「レベル1」について

240ページのマス目の図を使って、この課題に取り組むことになる。最初は「レベル1」に取り組もう。例示した図を見てほしい。9つのマス目の1つに、黒い図形が描かれている。手順は次の通りだ。

①1つ目の図を2秒間見て、どのマス目に図形が入っているかを記憶する（この段階では、図形の形を記憶する必要はない。「レベル2」に進んだら、記憶することになる）。

②1つ目の図を手か紙、カードなどで隠してから、2つ目の図を2秒見て、どのマス目に図形が入っているか記憶する。
③図から目を離し、頭の中で、あるいは声に出し、記憶したことを逆の順序で唱える。
④図形に目を戻して、唱えたことが正しかったかどうかを確認する。例示した図では、図形は、1つ目の図では「上の右」のマス目、2つ目の図では「下の右」のマス目に入っている。この場合は、「下の右、上の右」と唱えることができたら、正解となる。

巻末付録Aの課題では、先に進むにつれ、入っている図形の数が2つ、3つ……と増えていき、難易度が高くなる。繰り返しになるが、その場合も図形の形ではなく、どの位置のマス目に図形が入っているかを記憶するだけでいい。最初は、マス目の図の横2つを使って課題に取り組み、ほとんどで正解を得られるようになったら、マス目の図を3つ、4つと増やしていこう。その数の到達目標は、とくにない。この課題の目的は、頭を研ぎ澄まし、正しく記憶できる図の数を増やしていくことなのだ。

「レベル2」について

課題に十分に取り組んだと思ったら、「レベル2」に進もう。「レベル1」と同じマス目の図を使い、同じ手順で取り組むが、「レベル2」では、図形の形も記憶する。次のページの1つ目の図では、「▲」が「上の右」のマス目に入っていて、2つ目の図では「●」が「下の右」のマス目に入っている。したがって、「下の右に丸、上の右に三角」と唱えることができたら、正解となる。付録Aでは先に進むにつれて図形の数が増えるので、正解を得るのがさらに難しくなるだろう。最初は、マス目の図の横2つを使って課題に取り組み、ほとんどで正解を得られるようになったら、マス目の図を3つ、4つと増やしていこう。

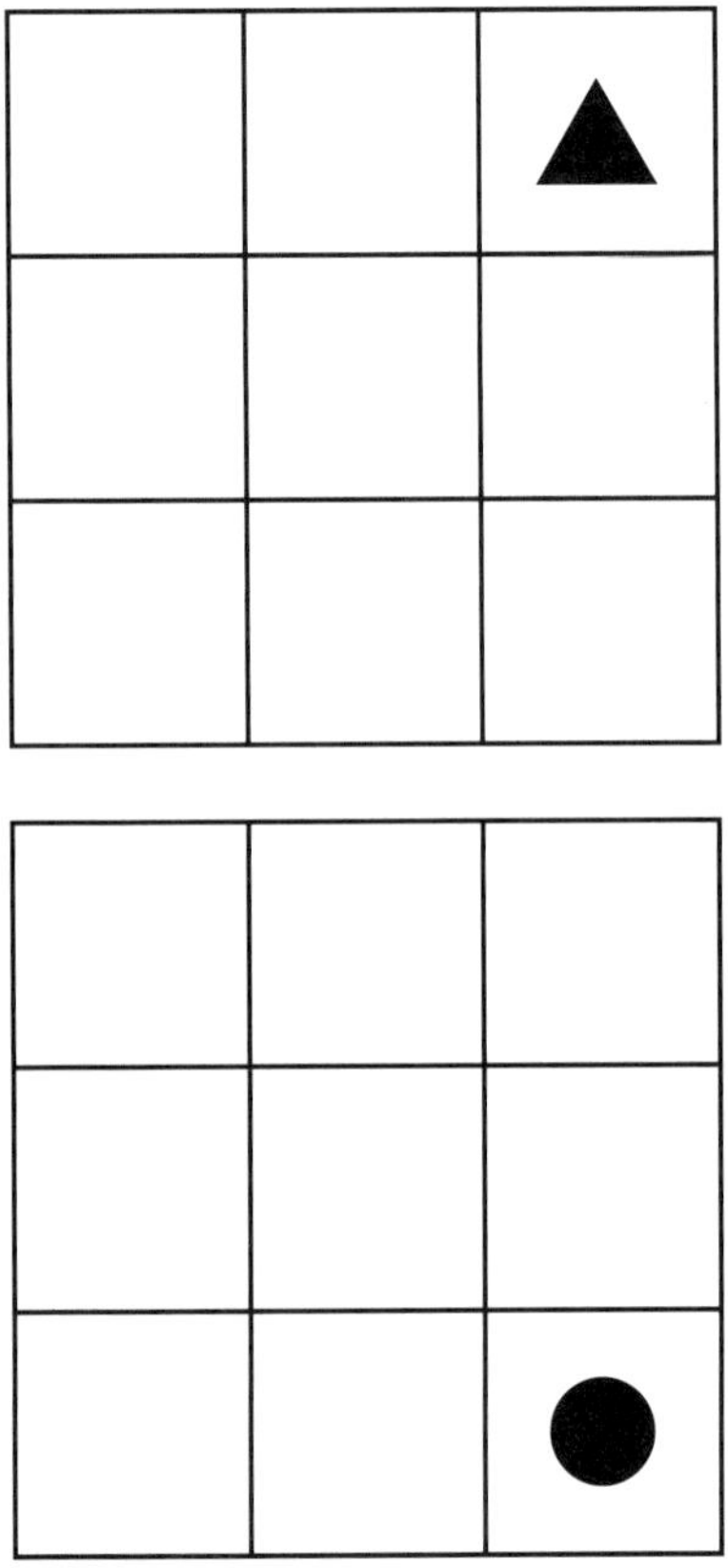

何か「新しいこと」をやってみよう

第2週は毎日、次のようなテーマで、何か1つ「新しいこと」をやってみよう。新しいことを始めると、脳を刺激し、脳の成長を促すことができる。

何をおこなうかについては、第15章でも次のように提案しているが、もちろん、あなたが考えたもので構わない。

・あなたが「楽しさ」を感じるようなこと。
・あなたが自分の「生産性」を感じるようなこと。
・あなたが自分の「パワー」を感じるようなこと。
・あなたが「誇り」を感じるようなこと。
・あなたが「情熱」を感じるようなこと。
・あなたが「心の安らぎ」を感じるようなこと。
・あなたが「目的意識」を感じるようなこと。

ターメリックと黒コショウを含む食品を食べよう

カレーはほとんどが、この食品に当てはまるだろう。あるいは、私の健康ドリンクを飲み干すのを日課にしてはどうだろう。作り方は簡単だ。30mlの冷たい水に、小さじ半分のターメリックと黒コショウを入れてかき混ぜるだけ。勇気がある日は、さらにレモンのしぼり汁とカイエンペッパー、ショウガも加えよう。

集中力の持続時間を延ばす簡単な裏技

思い出してほしいのだが、このプログラムを終えた週からは、あなたの好きな健康的とは言えない活動にあなたの時間の20%は使える。だがこの週では、メディアの使用を次のように減らすことをお願いする。メディアの使用を減らしたときの、あなたの脳の調子や気分、エネルギーレベル、睡眠の質の変化を実感してほしいのだ。

・テレビも、オンラインでの娯楽作品も見ない。
・テレビゲームをしない。
・映画を見ない（ただし映画館で見るのは構わない）。
・ソーシャルメディアを使わない。
・スマートフォン、タブレット、パソコンを一切使用しない時間を1日に3時間作る（睡眠中を除く）。3時間連続して使用を中断してもいいし、1時間ずつ3回の中断でもいい。

この週の後は、テレビやソーシャルメディアの使用をある程度の時間（1時間を超えないこと）は再開できる。大事なのは、あなたの注意を四六時中そらしているものを取り除いたとき、頭の調子や気分がどれほどよくなるかに気づくことだ。

第3週　7日間「スピリット」革命

プログラムの最後となる第3週は、調子が悪く、目的もない状態を脱して、やる気があり、繋がりを持ち、目的を持った状態に変わることになる。

この週は、自分自身との繋がりや愛する人々との繋がり、宇宙のリズムとの繋がりに焦点を合わせる。そうしたものは、何を食べるかとか、どのくらい頻繁に運動するかといったことと同じくらい、脳の健康を左右する。

動物は、瞑想や祈りを必要としない。動物には、脳の高度に発達した部位「前頭前皮質」がないからだ。この部位が私たちを人間らしくしている。私たちは瞑想や祈りを通じて、前頭前皮質を刺激し、繋がりや目的意識を持つという人間らしい体験をすることができる。

また私たちは、前頭前皮質や海馬を大きくしたり、海馬でのニューロンの新生を促したりすることもできる。そこでこの週は、脳の健康に欠かせない——だが見落とされることが多い——次の2つのことに取り組んでいただくことになる。

①人生の意義と目的を見つけること
　あなた独自の「人生の目的」を持っているのは、脳にすごくいいことだ。
②自分よりも大きなものとの繋がりを感じること

自分より大きなものとの繋がりは、宗教的な行為やスピリチュアルな取り組みを通じて感じることもあれば、自然を愛でたり、動物に愛情を持ったりして感じることもある。あるいは、哲学や政治、科学を通じて、大きな世界に気づくこともある。どんな形であれ、自分より大きなものとの繋がりを感じることは、脳の健康におおいに役立つ。

②については、科学的にも明らかになっている。たとえば、脳スキャンを使った調査で、毎日「瞑想」している修道僧は、決断を下したり、感情反応をコントロールしたりする「前頭前皮質」が人一倍発達していることが判明している。あなたは、そういう結果に繋がることに取り組むことになるのだ。

この週は、毎日「瞑想」に取り組もう。そのやり方については、次の章で説明する。あなたは、1日に数分間「瞑想」するだけで、「感じ方」が変わることに気づくことになる。

「プログラムに戻ってくるとき」のサイン

この章の最初にお伝えした通り、プログラムに取り組んでいるあいだは、私がこの章でお伝えした決めごとをきっちり守ってほしい。だが、そういう生活を一生続けるのは、ほぼ不可能だ。だから、決めごとを守るのは、あなたの時間の80％だけでいいと考えよう。

そんなふうに融通をきかせたら、これからもずっと、修正を続けていけるのではないだろ

うか。そして、今後「気分」あるいは「エネルギー」「スピリット」に不調を感じたときには、いつでもこのプログラムに戻ってきてほしい。

あなたが次のような状況になったら、もう一度「7日間『気分』革命」に取り組もう。

・「気分を高める薬を使えたらいいのに」と思っている。
・ささいなことでイライラし、気分の変動が激し過ぎる。
・いけないと思いながらも、食べものや飲みものについ手が伸びてしまい、食べ過ぎ、あるいは飲み過ぎに陥っている。
・以前の思考パターン（あなたが能力を発揮するのを妨げるもの）に戻ってしまっている。
・失恋や離婚、失業などで、つらい時期を過ごしている。

あなたが次のような状況になったら、もう一度「7日間『エネルギー』革命」に取り組もう。

・エネルギーを失っている。
・しばらく運動をしていない。

・怠け者になったような気がする。
・生活がマンネリ化している。
・能力を出し切れていない気がする。
・テレビを見過ぎている。あるいは、ソーシャルメディアにはまり込んでいる。
・よく眠れない日が多い。
・時差ボケに見舞われている。
・集中できない。
・頭をもっとはっきりさせる必要がある。

あなたが次のような状況になったら、もう一度「7日間『スピリット』革命」に取り組もう。

・自分が「孤立している」、あるいは「切り離されている」と感じている。
・「疲れ果てた」と感じている。
・しばらく瞑想をしていない。あるいは、しばらく祈っていない。
・「精神的な飢え」を感じている。
・「心の安らぎ」がもっと必要だと感じている。

・精神的な危機に陥っているように思える。

この章で示した決めごとは、医師の治療が必要な病気や「ブレイン・フォグ」よりも深刻な精神疾患を治療するためのものではない。何らかの疾患を抱えている方は、このプログラムを開始する前に、必ず主治医に相談しよう。そして必要であれば、決めごとを変更してもらおう。

第15章　ブレイン・フォッグ治療プログラムの全日程

前の章では、プログラムの各週に、どんなことに取り組むかをお伝えした。

この章ではまず、各週の基本的な取り組みをざっと再確認し、それから1日ごとの取り組みについて説明しよう。

最初の2週間は、各日の冒頭に、食べものや運動、睡眠、電子機器使用の修正にどのくらい取り組んだかを記録する「ライフスタイルチェック」のコーナーがあって、その後に、その日におこなう「エクササイズ」の説明がある。いずれも最後に、その日のあなたを自己評価する「1日を終えての評価」のコーナーを設けている。最後の週は、その日におこなうエクササイズを説明し、最後に自己評価のコーナーを設けている。

第1週――7日間「気分」革命――のワークブック

この週の取り組みを、もう一度確認しておこう。

・砂糖と人工甘味料を断つ。
・小麦粉とその加工食品、スナック菓子を断つ。

・炎症を引き起こす「オメガ6脂肪酸」を多く含む食品を断つ。
・快楽を得るためのドラッグとたばこを断つ。
・カフェインとアルコールの摂取を減らす。
・少なくとも1日に1品の「オメガ3スーパーフード」と、1日に7品の野菜、果物を食べる。

第1日

ライフスタイルチェック

オメガ3スーパーフード（少なくとも1品）

野菜と果物（少なくとも7品）1　2　3　4　5　6　7

カフェイン（200mgまで）

アルコール（1品まで）

エクササイズ　自分のせいにしていないか、注意を払う

「自分のせいにする」という思考パターンは、自分に降りかかった悪いできごとを黙って受け入れ、責任のすべてが自分にあると考えることだ。たとえばこんな調子だ。

——あなたが就職の面接を受けたら、不採用になった。あなたは自分にこう言い聞かせる。「私は頭が悪いからだわ」。

——あなたがデートした女性が、電話を返してくれない。あなたは自分にこう言い聞かせる。「俺って、魅力ないからな……」。

人生には、自分の欠点を認めて、必死になって改善しなければならないときもある。だがたいていの場合、悪いできごとの原因には、「自分」以外の選択肢がいくつもあるものだ。

それに、私たちが「自分のせいにする」ことを選択したら、「セルフ・フルフィリング・プロフェシー（根拠のない思い込みであっても、それを信じて行動することで、結果的に思い込み通りのことが現実になる）」を生み出すことになる。

この思考パターンは、私たちの「自信」や「自尊心」を奪う。そのことが、私たちの今後の選択に悪影響を及ぼし、その選択がさらに悪い結果を生み出すのだ。今日は、この思考パターンに陥っていないか、気づく努力をしてみよう。

1日を終えての評価

・「気分」が最高にいい状態を「10」としたら、今日の気分はどのくらいか？

1　2　3　4　5　6　7　8　9　10

・「頭の調子（集中力や注意力）」が最高にいい状態を「10」としたら、今日の調子はどのくらいか？

1　2　3　4　5　6　7　8　9　10

・「エネルギーレベル」が最高の状態を「10」としたら、今日のレベルはどのくらいか？

1　2　3　4　5　6　7　8　9　10

あなたが「自分のせいにしている」と気づいたときのことを思い出してみよう。では、その思考パターンに陥っていなかったとしたら、あなたはどんな「考え方」や「感じ方」をしていただろうか？　少し時間を取って、次の質問について考えてみよう。

・うまくいかない原因として、あなたが「自分」以外の選択肢を考えたら、あなたの気分はまったく違うものになるのではないだろうか？
・あなたがうまくいったことを「自分の手柄」にしたら、あなたの気分はまったく違うものになるのではないだろうか？
・この思考パターンを変えたら、あなたの「感じ方」はどう変わるだろうか？
・この思考パターンを変えたら、あなたの「人生」はどう変わるだろうか？

第2日

ライフスタイルチェック

オメガ3スーパーフード（少なくとも1品）＿＿＿

野菜と果物（少なくとも7品）

1 ＿＿＿ 2 ＿＿＿ 3 ＿＿＿ 4 ＿＿＿ 5 ＿＿＿ 6 ＿＿＿ 7 ＿＿＿

カフェイン（200mgまで）＿＿＿

アルコール（1品まで）＿＿＿

エクササイズ　問題を広げていないか、注意を払う

「問題を広げる」というのは、あなたの1つの側面での問題を、別の側面に広げてしまうことだ。たとえばこんな調子だ。

――あなたは職場で問題を抱えている。そのせいで、あなたの恋人に八つ当たりしてしまった。

――あなたは結婚生活が破綻し、離婚したが、いまだにそのショックから立ち直っていない。そのせいで、自分の人生全体が大きな失敗だったと受け止めている……。

しかし、人生の1つの側面で失敗したからといって、人生全体が失敗だったととらえていたら、幸せを感じることができないし、自尊心も失いかねない。それよりも、あなたの1つの側面での強みや成功で、すべての側面を輝かせたほうがいい。

あなたが、大西洋を横断している「船」だとしよう。船の一部に「漏れ」があったら、その部分をふさごう。そうすれば、あなたは浮かんだまま、難なく航海を続けられる。浮かび続けるために、あなたのほかの側面（あなたの強みなど）を信頼しよう。その「漏れ」を全体に広げてはいけない。そんなことをしたら、船が沈むことになるからだ。

1日を終えての評価

・「気分」が最高にいい状態を「10」としたら、今日の気分はどのくらいか？

1　2　3　4　5　6　7　8　9　10

・「頭の調子（集中力や注意力）」が最高にいい状態を「10」としたら、今日の調子はどのくらいか？

1　2　3　4　5　6　7　8　9　10

・「エネルギーレベル」が最高の状態を「10」としたら、今日のレベルはどのくらいか？

1　2　3　4　5　6　7　8　9　10

あなたが「問題を広げている」と気づいたときのことを思い出してみよう。では、その思考パターンに陥っていなかったとしたら、あなたはどんな「考え方」や「感じ方」をしていただろうか？　少し時間を取って、次の質問について考えてみよう。

・あなたが、人生でうまくいったことを思い出して、士気を高めたら、あなたの気分はまったく違うものになるのではないだろうか？
・あなたがうまくいっていないことを引きずっていなかったら、あなたの気分はまったく違うものになっていたのではないだろうか？
・この思考パターンを変えたら、あなたの「感じ方」はどう変わるだろうか？
・この思考パターンを変えたら、あなたの「人生」はどう変わるだろうか？

第３日

ライフスタイルチェック

オメガ３スーパーフード（少なくとも１品）

野菜と果物（少なくとも７品）１　２　３　４　５　６　７

カフェイン（200mgまで）

アルコール（1品まで）

エクササイズ　自分の考えに囚われていないか、注意を払う

「自分の考えに囚われる」という思考パターンは、心配のし過ぎと考え過ぎを特徴とする。この思考パターンに陥ると、前に進むことが困難になったり、不可能になったりする。心配ごとや怖がる気持ちが意識にのぼったときに、考え込み、気に病み、深読みしていたら、この思考パターンに陥っていることになる。

あなたの頭の中で、ネガティブな考えをあれこれ巡らせるうちに、恐ろしくなり、身動きが取れなくなることもある。

心配することでは、状況を変えられないことに気づこう。問題について、ある程度は考える必要があるが、考えることで悪い状況から抜け出せるわけではない。プログラムの第2週と第3週で、この思考パターンへの強力な対抗手段を学ぶことになる。それは、あなたの人生を、目的のある行動とマインドフルな考えで満たすことだ。

その第一歩となるのが、あなたが今日おこなうこと――自分がこの思考パターンに陥っていて、それがあなたを押さえつけているということに気づくこと――なのだ。それに気づいたら、あなたはこの思考パターンの脅威を和らげることになる。

1日を終えての評価

・「気分」が最高にいい状態を「10」としたら、今日の気分はどのくらいか？

1　2　3　4　5　6　7　8　9　10

・「頭の調子（集中力や注意力）」が最高にいい状態を「10」としたら、今日の調子はどのくらいか？

1　2　3　4　5　6　7　8　9　10

・「エネルギーレベル」が最高の状態を「10」としたら、今日のレベルはどのくらいか？

1　2　3　4　5　6　7　8　9　10

あなたが「自分の考えに囚われている」と気づいたときのことを思い出してみよう。では、その思考パターンに陥っていなかったとしたら、あなたはどんな「考え方」や「感じ方」をしていただろうか？　少し時間を取って、次の質問について考えてみよう。

・あなたが心配ごとについて深く考えず、恐怖で身がすくむこともなくなったら、あなたの気分はまったく違うものになるのではないだろうか？

・あなたが考え込む代わりに、行動を起こしていたら、あなたは今ごろ何をしているだろうか？

・この思考パターンを変えたら、あなたの「感じ方」はどう変わるだろうか？
・この思考パターンを変えたら、あなたの「人生」はどう変わるだろうか？

第4日

ライフスタイルチェック

オメガ3スーパーフード（少なくとも1品）

野菜と果物（少なくとも7品）
1
2
3
4
5
6
7

カフェイン（200mgまで）

アルコール（1品まで）

エクササイズ　悲観していないか、注意を払う

「悲観する」という思考パターンに陥っているときには、人生の悪いところを探し、よいところに目を向けない。

あなたがいつも、考えられる最悪の結果について心配し、もっと可能性の高い好ましい結果については考えなかったり、最悪のシナリオばかりが頭をよぎり、前向きで、楽観的なシ

ナリオを描けなかったりするなら、この思考パターンに陥っていることになる。

この思考パターンは「セルフ・フルフィリング・プロフェシー」を生み出し、あなたのエネルギーが、悪い結果を起こす可能性を高めることになる。

明るい面を見るか、暗い面を見るかは、ある程度は選択の問題だ。誰の人生にも、よいこともあれば、悪いこともある。よいことに目を向けるほうを選択しよう。この名言を覚えておくといい。

「幸福への道はない。幸福とは道のことなのだ」

今のあなたは、思い描いていた通りの人生をまだ送れていないかもしれないが、心から誇りに思えることもいくつか成し遂げたのではないだろうか。あなたへのほめ言葉を思い出そう。次の言葉について考えてみよう。

「あなたが今いるところは、あなたにぴったりの場所なのだ。だからあなたはそこにいる」

悲観ばかりしていたら、あなたがすでに手に入れている幸福が見えなくなる。楽観的に考えれば、毎日が少し明るいものになって、さらに多くの幸福を引き寄せることになる。

1日を終えての評価

・「気分」が最高にいい状態を「10」としたら、今日の気分はどのくらいか？

1　2　3　4　5　6　7　8　9　10

・「頭の調子（集中力や注意力）」が最高にいい状態を「10」としたら、今日の調子はどのくらいか？

1　2　3　4　5　6　7　8　9　10

・「エネルギーレベル」が最高の状態を「10」としたら、今日のレベルはどのくらいか？

1　2　3　4　5　6　7　8　9　10

あなたが「悲観している」と気づいたときのことを思い出してみよう。では、その思考パターンに陥っていなかったとしたら、あなたはどんな「考え方」や「感じ方」をしていただろうか？　少し時間を取って、次の質問について考えてみよう。

・あなたが人生の悪いところではなく、よいところを探し始めたら、あなたの気分はまったく違うものになるのではないだろうか？
・楽観的に考えて、感謝の気持ちを持って暮らしたら、もっと豊かな人生を築けるのではないだろうか？
・この思考パターンを変えたら、あなたの「感じ方」はどう変わるだろうか？
・この思考パターンを変えたら、あなたの「人生」はどう変わるだろうか？

第5日

ライフスタイルチェック

オメガ3スーパーフード（少なくとも1品）＿＿＿

野菜と果物（少なくとも7品）1＿＿＿ 2＿＿＿ 3＿＿＿ 4＿＿＿ 5＿＿＿ 6＿＿＿ 7＿＿＿

カフェイン（200mgまで）＿＿＿

アルコール（1品まで）＿＿＿

エクササイズ　二極化していないか、注意を払う

「二極化する」というのは、まわりの世界を「白か黒か」「ありかなしか」の視点で眺め、白と黒のあいだのグレーゾーンにある解決法を考慮しないことだ。

1つの選択肢を「正しい」と思ったら、ほかのすべての選択肢は「間違っている」と判断する。この思考パターンでは、何かが完璧に機能しなかったら、それは、「まったく使えない」ということになる。

この思考パターンは「完璧主義」や、人生のすべてをコントロールしようとする姿勢に繋

がることが多い。自分以外のあまりにも多くのものがコントロールできないと感じたときに、何か1つをコントロールせずにはいられなくなるケースもある。

もし、この思考パターンに陥ったら、自分の可能性を狭めることになる。他人の視点で世界を見ることも難しくなる。話し相手に「話を聞いてもらえている」「理解してもらえている」と思われるのは難しいだろうし、「親近感」や「繋がり」が生まれることもないだろう。

妻や夫、恋人と言い争いになったら、どちらが正しくて、どちらが間違っているかで張り合うのはやめよう。相手の立場に立って、相手の言い分の理解できる部分を探し、相手が何を必要としているかを理解しよう。この思考パターンに陥っていると、喜ぶべきことや、ありがたいことに気づくのは難しい。1つの答えに囚われて、それ以外に可能性のある99％の答えを無視してしまうからだ。

1日を終えての評価

・「気分」が最高にいい状態を「10」としたら、今日の気分はどのくらいか？

1 2 3 4 5 6 7 8 9 10

・「頭の調子（集中力や注意力）」が最高にいい状態を「10」としたら、今日の調子はどのくらいか？

1 2 3 4 5 6 7 8 9 10

・「エネルギーレベル」が最高の状態を「10」としたら、今日のレベルはどのくらいか？

1　2　3　4　5　6　7　8　9　10

あなたが「二極化している」と気づいたときのことを思い出してみよう。では、その思考パターンに陥っていなかったとしたら、あなたはどんな「考え方」や「感じ方」をしていただろうか？　少し時間を取って、次の質問について考えてみよう。

・「白か黒か」を決めずに「グレーゾーン」を受け入れながら、考えたり、行動したりしたほうが、もっと気持ちよく世の中を生きていけるのではないだろうか？
・「グレーゾーン」を受け入れたら、あなたの生活に「静けさ」をもたらすのに役立つのではないだろうか？
・この思考パターンを変えたら、あなたの「感じ方」はどう変わるだろうか？
・この思考パターンを変えたら、あなたの「人生」はどう変わるだろうか？

第6日

ライフスタイルチェック

オメガ3スーパーフード（少なくとも1品）［　　　　］

野菜と果物（少なくとも7品）1 ＿＿＿＿

2 ＿＿＿＿ 3 ＿＿＿＿ 4 ＿＿＿＿

5 ＿＿＿＿ 6 ＿＿＿＿ 7 ＿＿＿＿

カフェイン（200mgまで）＿＿＿＿

アルコール（1品まで）＿＿＿＿

エクササイズ　心を読んでいないか、注意を払う

「心を読む」の思考パターンに陥ると、あなたがどう思っているか、何を必要としているかを口に出さなくても、相手があなたの心を読んでくれることを期待する。

相手が、あなたの行動や表情であなたの気持ちを理解してくれると思っているので、相手がそうしなかったときは、傷ついたり、腹を立てたりする。心を読むことを相手に期待するだけではなく、自分は人の心が読めると信じ込んでいるから、実際に何らかの情報を見聞きしたわけではないのに、勝手に相手の心を読み、将来について悪い予測を立てたりする。

たとえば、あなたは、夫（妻）の言動に腹を立てたときに、家の中を、足を踏み鳴らして歩き回ったり、そっけない返事をしたりすることはないだろうか。

そういうことをするのは、事態をさらに悪化させるだけだ。たいていの場合、相手は、何があなたを傷つけたのかは、あなたがきちんと説明しないとわからないし、あなたがどうし

てほしいのかを、前向きに、具体的に言葉にしてほしいと思っている。

あるいは、あなたが独身なら、好きな人を夕食に誘いたいと思ったが、その人はあなたの誘いを断るだろうと先読みし、結局、誘うのをやめてしまった……という経験はないだろうか。これでは、何も起こるはずがない。確かに、誘ったら、あなたが傷つく可能性はある。

だが、うれしい驚きに繋がる可能性もある。大きな見返りを求めているなら、思い切ってリスクを負ってみてはどうだろう。この思考パターンに陥ったら、ステキなことが起こるのを自ら妨げることになる。人の心を読んでばかりいたら、親密な人間関係を築くことも、あなた自身の成長も自ら妨げることになる。

1日を終えての評価

・「気分」が最高にいい状態を「10」としたら、今日の気分はどのくらいか？
1 2 3 4 5 6 7 8 9 10
・「頭の調子（集中力や注意力）」が最高にいい状態を「10」としたら、今日の調子はどのくらいか？
1 2 3 4 5 6 7 8 9 10
・「エネルギーレベル」が最高の状態を「10」としたら、今日のレベルはどのくらいか？
1 2 3 4 5 6 7 8 9 10

あなたが「心を読んでいる」と気づいたときのことを思い出してみよう。では、その思考パターンに陥っていなかったとしたら、あなたはどんな「考え方」や「感じ方」をしていただろうか？　少し時間を取って、次の質問について考えてみよう。

- あなたが相手にしてもらいたいと思っていることを、はっきりとお願いしたら、あなたの人間関係はどう変わるだろうか？
- あなたが思いを寄せている相手に、思い切って自分の気持ちを伝え、相手のあなたへの気持ちも聞いたら、あなたはいい人生経験を積むことになるのではないだろうか？
- この思考パターンを変えたら、あなたの「感じ方」はどう変わるだろうか？
- この思考パターンを変えたら、あなたの「人生」はどう変わるだろうか？

第7日

ライフスタイルチェック

オメガ3スーパーフード（少なくとも1品）

野菜と果物（少なくとも7品）
1
2
3
4

5　　6　　7

カフェイン（200mgまで）

アルコール（1品まで）

エクササイズ　悪い予感に囚われていないか、注意を払う

「悪い予感に囚われる」の思考パターンに陥っているときには、今のつらい状況が、いつまでも変わらないような気がしてならない。気分が落ち込んだり、ストレスで疲れ切ったりしていると、自分はいつもこんな調子だし、これからもずっとこの調子だろうと思ってしまう。頭では「これもいずれ過ぎ去る」とわかっているときでさえ、感情的には、悲しみや不安、つらい状況が終わらないように思える。

こうした現象は「記憶における気分一致効果」と呼ばれているものと関係がある。これは、悲しい気分のときには、悲しかった記憶ばかりを思い出し、楽しかった記憶が薄れてしまうことだ。悲しかった記憶ばかりを思い出すので、これまでの人生がずっと悲しかったような気になり、これからもずっと同じだと思い込んでしまうのだ。

だが、それは一時的な錯覚に過ぎず、客観的な予測ではない。この思考パターンに陥ったら、反対の視点から考えてみよう。つらい状況や悲しい気持ちは一時的なものだと考えるのだ。あなたには、そう考えるだけの証拠があるのではないだろうか？

昔のことを思い出してみよう。失恋したり、仕事の面で失望を味わったりしたときには、頭の中に暗雲が立ち込めて、それが晴れることはないように思えたのではないだろうか。でも、その後、どうなっただろう？ つらい状況は必ず終わると考えたほうが、あなたのエネルギーレベルや気分がはるかに高まる。

1日を終えての評価

・「気分」が最高にいい状態を「10」としたら、今日の気分はどのくらいか？

1　2　3　4　5　6　7　8　9　10

・「頭の調子（集中力や注意力）」が最高にいい状態を「10」としたら、今日の調子はどのくらいか？

1　2　3　4　5　6　7　8　9　10

・「エネルギーレベル」が最高の状態を「10」としたら、今日のレベルはどのくらいか？

1　2　3　4　5　6　7　8　9　10

あなたが「悪い予感に囚われている」と気づいたときのことを思い出してみよう。では、その思考パターンに陥っていなかったとしたら、あなたはどんな「考え方」や「感じ方」をしていただろうか？ 少し時間を取って、次の質問について考えてみよう。

・あなたが「これもいずれ過ぎ去る」という格言を思い出したら、あなたの気分はまったく違うものになるのではないだろうか？
・あなたの「暗雲は必ず過ぎ去る」とわかっている理性が、あなたの「悪い予感に囚われている」感情をはねつけたら、あなたはもっと「喜び」「信じる気持ち」「心の安らぎ」を得られるのではないだろうか？
・この思考パターンを変えたら、あなたの「感じ方」はどう変わるだろうか？
・この思考パターンを変えたら、あなたの「人生」はどう変わるだろうか？

第２週――７日間「エネルギー」革命――のワークブック

この週の取り組みをもう一度確認しておこう。また、新しいことに取り組んだら、その後しばらく時間を取って、自分の「気分」に意識を向け、変化を感じ取ろう。この取り組みの効果をさらに大きくするために、私がいくつか質問をすることになる。

・毎晩７・５～８・５時間の睡眠をとる。
・１日に44分の運動をする。
・１日に12分間Ｎバック課題に取り組んで、脳を鍛える。

・新しいことに取り組んで、脳を刺激する。
・ターメリックと黒コショウを含む食品を毎日1品食べる。
・メディアの使用を減らして、集中力の持続時間を延ばす。

第8日

ライフスタイルチェック

ターメリックのスーパーフード

Nバック課題（12分）

運動（44分、または22分を2回）

22分

44分

テレビ、パソコン、スマホ、タブレットを3時間断つ

1

2

3

就寝時間

起床時間

エクササイズ　「楽しいこと」に取り組む

今日は、あなたが「楽しい」と感じるようなことをやってみよう。新しい香りのアロマキ

ャンドルに火をともすといった、小さなことでも構わない。あるいは、あなたが一度行ってみたいと思っていたレストランに出かけてみよう。まだ食べたことのない味のジェラートを楽しもう。まだ行ったことのないビーチや湖に出かけてみよう。

1日を終えての評価

・「気分」が最高にいい状態を「10」としたら、今日の気分はどのくらいか？

1　2　3　4　5　6　7　8　9　10

・「頭の調子（集中力や注意力）」が最高にいい状態を「10」としたら、今日の調子はどのくらいか？

1　2　3　4　5　6　7　8　9　10

・「エネルギーレベル」が最高の状態を「10」としたら、今日のレベルはどのくらいか？

1　2　3　4　5　6　7　8　9　10

「楽しい」と感じることに取り組んで、あなたの気分はどう変わっただろうか？　そうしたことにもっとたくさん取り組む努力をしたら、あなたの人生はどう変わるだろうか？

第9日

ライフスタイルチェック

ターメリックのスーパーフード [ ]
Nバック課題（12分）[ ]
運動（44分、または22分を2回）
22分 [ ] 44分 [ ]
テレビ、パソコン、スマホ、タブレットを3時間断つ
1 [ ] 2 [ ] 3 [ ]
就寝時間 [ ]
起床時間 [ ]

エクササイズ 「生産的な」活動に取り組む

今日は「生産的な」活動に取り組もう。たとえば、次のような活動はどうだろう。まだ掃除したことのないガレージの掃除をする。リビングルームの家具の配置換えをする。自宅用に、空気をきれいにする観葉植物を購入する。まだ受講したことのない運動教室に参加してみる。クローゼットの整理をし、不要な衣類は処分し、まだ使える衣類は慈善団体に寄付する……。

1日を終えての評価

・「気分」が最高にいい状態を「10」としたら、今日の気分はどのくらいか？

1　2　3　4　5　6　7　8　9　10

・「頭の調子（集中力や注意力）」が最高にいい状態を「10」としたら、今日の調子はどのくらいか？

1　2　3　4　5　6　7　8　9　10

・「エネルギーレベル」が最高の状態を「10」としたら、今日のレベルはどのくらいか？

1　2　3　4　5　6　7　8　9　10

「生産的な」活動に取り組んで、あなたの気分はどう変わっただろうか？　そうした活動にもっとたくさん取り組む努力をしたら、あなたの人生はどう変わるだろうか？

第10日

ライフスタイルチェック

ターメリックのスーパーフード ［　　　］

Nバック課題（12分）［　　　］

運動（44分、または22分を2回）

22分 ______　44分 ______

テレビ、パソコン、スマホ、タブレットを3時間断つ

1 ______　2 ______　3 ______

就寝時間 ______

起床時間 ______

エクササイズ 「パワフル」だと思える活動に取り組む

今日は、自分が「パワフル」だと思える活動に取り組もう。たとえば、初めてウエイトリフティングをやってみるというのはどうだろう。あるいは、あなたが文章を書くことが好きなら、ブログを始めたり、書きたいと思っていた作品に取りかかってみよう。

あなたが新しい仕事を探しているなら、もう一度履歴書を書いて、以前は考えていなかった求職先に送ってみよう。あなたがシャイなタイプなら、何かの教室に参加して、一番前の席に座ってみよう。こうした自分が「パワフル」だと思える活動に取り組んだら、あなたがどんな気分になるか、どれだけ心が豊かになるか確かめてみよう。

1日を終えての評価

・「気分」が最高にいい状態を「10」としたら、今日の気分はどのくらいいか？

1　2　3　4　5　6　7　8　9　10

・「頭の調子（集中力や注意力）」が最高にいい状態を「10」としたら、今日の調子はどのくらいか？

1　2　3　4　5　6　7　8　9　10

・「エネルギーレベル」が最高の状態を「10」としたら、今日のレベルはどのくらいか？

1　2　3　4　5　6　7　8　9　10

「パワフル」だと思える活動に取り組んで、あなたの気分はどう変わっただろうか？　そうした活動にもっとたくさん取り組む努力をしたら、あなたの人生はどう変わるだろうか？

第11日

ライフスタイルチェック

ターメリックのスーパーフード □

Nバック課題（12分）□

運動（44分、または22分を2回）

22分 □　44分 □

テレビ、パソコン、スマホ、タブレットを3時間断つ

1
2
3

就寝時間
起床時間

エクササイズ　「誇り」を感じる活動に取り組む

今日は、あなたが「誇り」を感じられる活動に取り組もう。あなたが料理を得意としているなら、友人たちを招待して新作料理を披露してはどうだろう。あなたが犬の扱いが上手なら、犬の散歩のボランティアグループに参加してみるのもいい。あなたが得意な活動に取り組んで、その活動や自分を誇りに思えることがどんなにすばらしいかを思い出そう。

1日を終えての評価

・「気分」が最高にいい状態を「10」としたら、今日の気分はどのくらいか？

1　2　3　4　5　6　7　8　9　10

・「頭の調子（集中力や注意力）」が最高にいい状態を「10」としたら、今日の調子はどのくらいか？

1　2　3　4　5　6　7　8　9　10

・「エネルギーレベル」が最高の状態を「10」としたら、今日のレベルはどのくらいか？

1　2　3　4　5　6　7　8　9　10

「誇り」を感じられる活動に取り組んで、あなたの気分はどう変わっただろうか？　そうした活動にもっと取り組む努力をしたら、あなたの人生はどう変わるだろうか？

第12日

ライフスタイルチェック

ターメリックのスーパーフード □

Nバック課題（12分）□

運動（44分、または22分を2回）

22分 □　44分 □

テレビ、パソコン、スマホ、タブレットを3時間断つ

1 □　2 □　3 □

就寝時間 □

起床時間 □

エクササイズ　「情熱」を思い出す活動に取り組む

今日は、あなたが本当はどんなことに「情熱」を抱いているのか、思い出させてくれる活動に取り組もう。たとえば、昔はダンスが大好きだった人なら、ダンス教室に行ってみるといい。あなたが大好きなものを思い出させる活動に取り組もう。そうすれば、集中力の持続時間を延ばせるし、自分がどんな人間なのかを思い出すはずだ。

1日を終えての評価

・「気分」が最高にいい状態を「10」としたら、今日の気分はどのくらいか？

1 2 3 4 5 6 7 8 9 10

・「頭の調子（集中力や注意力）」が最高にいい状態を「10」としたら、今日の調子はどのくらいか？

1 2 3 4 5 6 7 8 9 10

・「エネルギーレベル」が最高の状態を「10」としたら、今日のレベルはどのくらいか？

1 2 3 4 5 6 7 8 9 10

「情熱」を注げる活動に取り組んで、あなたの気分はどう変わっただろうか？　そうした活動にもっとたくさん取り組む努力をしたら、あなたの人生はどう変わるだろうか？

第13日

ライフスタイルチェック

ターメリックのスーパーフード □

Nバック課題（12分） □

運動（44分、または22分を2回）

22分 □　44分 □

テレビ、パソコン、スマホ、タブレットを3時間断つ

1 □　2 □　3 □

就寝時間 □

起床時間 □

エクササイズ　「心の安らぎ」を得られる活動に取り組む

今日は、あなたが「心の安らぎ」を得られる活動に取り組もう。まだ行ったことのない公園に出かけたり、まだ行ったことのない場所にハイキングに出かけたりして、美しい自然を堪能しよう。まだ行ったことのないヨガ教室に参加するのもいいだろう。覚えておいてほしいのだが、心と体を使う活動を選べば、いつでも「心の安らぎ」を得られる。

1日を終えての評価

・「気分」が最高にいい状態を「10」としたら、今日の気分はどのくらいか？

1　2　3　4　5　6　7　8　9　10

・「頭の調子（集中力や注意力）」が最高にいい状態を「10」としたら、今日の調子はどのくらいか？

1　2　3　4　5　6　7　8　9　10

・「エネルギーレベル」が最高の状態を「10」としたら、今日のレベルはどのくらいか？

1　2　3　4　5　6　7　8　9　10

「心の安らぎ」を得られる活動に取り組んで、あなたの気分はどう変わっただろうか？　そうした活動にもっとたくさん取り組む努力をしたら、あなたの人生はどう変わるだろうか？

第14日

ライフスタイルチェック

ターメリックのスーパーフード □

Nバック課題（12分）□

運動（44分、または22分を2回）

22分　　　　　　　　44分

テレビ、パソコン、スマホ、タブレットを3時間断つ

1　　　　　　2　　　　　　3

就寝時間

起床時間

エクササイズ　「目的意識」をもたらす活動に取り組む

今日は、あなたに「目的意識」をもたらす活動に取り組もう。もし、孤児を養子に迎えることを考えているなら、図書館に行って、養子縁組に関する本を読んでみよう。お子さんたちが一番大事に思えるなら、彼らに心のこもったプレゼントやカードを贈ろう。

あるいは、あなたがしばらく信仰から遠ざかっているのなら、瞑想したり祈ったりできる場所を探してみよう。あなたがボランティア活動にもっと取り組みたいと思っているなら、今日、それを実現するための行動を起こそう。忘れないでほしいのだが、目的意識を持って日々を過ごすことは、幸福で有意義な人生を送るための最善の方法なのだ。

1日を終えての評価

・「気分」が最高にいい状態を「10」としたら、今日の気分はどのくらいか？

1　2　3　4　5　6　7　8　9　10

・「頭の調子（集中力や注意力）」が最高にいい状態を「10」としたら、今日の調子はどのくらいか？

1　2　3　4　5　6　7　8　9　10

・「エネルギーレベル」が最高の状態を「10」としたら、今日のレベルはどのくらいか？

1　2　3　4　5　6　7　8　9　10

「目的意識」をもたらす活動に取り組んで、あなたの気分はどう変わっただろうか？　そうした活動にもっとたくさん取り組む努力をしたら、あなたの人生はどう変わるだろうか？

第3週──7日間「スピリット」革命──のワークブック

この週の取り組みをもう一度確認しておこう。

まず、この週のテーマは、あなたの「スピリット」だ。毎日「スピリチュアルエクササイズ」に取り組んで、その部分を強化しよう。

エクササイズの内容については、各日のページで説明している。いくつかの作業をこなすものもあれば、単に何かを心がけるだけのものもある。

各日のページでは、その日の「12分間瞑想」についても説明している。1日のどこかで、この瞑想に取り組もう。邪魔をされないような静かで心地よい場所を見つけ、説明文に何回か目を通し、することをよく把握しよう。それからタイマーを12分にセットし、目を閉じて、頭に入れておいた瞑想に取りかかろう。

タイマーが鳴る前に終えてしまったら、瞑想を通じて得た静かな境地をしばらく楽しもう。まだ終えないうちにタイマーが鳴ったり、もっと長く瞑想を続けたくなったりしたら、必要なだけ時間を延長しよう。

「スピリチュアルエクササイズ」や「12分間瞑想」を終えたら、少し時間を取って、どんなことに気づいたか、どんな気分か、あるいは取り組んでいるあいだに何を観察したかといったことを考えてみよう。この週も、1日の終わりに質問を用意している。

第15日

スピリチュアルエクササイズ　「軽い笑み」を作る

「軽い笑み」を作ることで、脳内化学物質に影響を与え、「軽い笑みを作る→幸せな気分になる→笑顔になる→ますます幸せな気分になる」という好循環を生み出せる。

あなたが幸せな気分だったら、笑みを浮かべるのではないだろうか。その逆もある。つまり、あなたが笑みを作ったら、幸せな気分になれるのだ。

そこで今日は、何をするときにも、努めて「軽い笑み」を浮かべよう。

朝起きたら、頭がボーッとしていても「軽い笑み」を浮かべよう。交通渋滞に巻き込まれているときも、「軽い笑み」を浮かべよう。単調な仕事をしているときも「軽い笑み」を浮かべよう。気疲れするミーティングに参加しているときも、疲れてしまったときも、「軽い笑み」を浮かべよう。

この行為が、あなたの「感じ方」にどんな影響を与えるか、またこの反対方向からの働きかけが、「感謝の気持ち」「幸福感」「心の安らぎ」をどれほど生み出すかも確かめてみよう。

12分間瞑想「懐中電灯」

タイマーを12分にセットして、床かベッドに横になり、目を閉じよう。今日は、これから12分にわたって、あなたが自分の体に感じるわずかな感覚に注意を払うことになる。次のようにイメージしよう。

あなたは手に懐中電灯を持っている。12分かけて、頭のてっぺんからつま先まで照らしていく。この懐中電灯は、あなたの「意識」を象徴している。

まずは、頭皮の感覚に注意を払い、髪の毛の重さを感じ取れるかどうか確かめてみよう。懐中電灯を少しずつ下に移動しながら、すべての毛根を感じ取り、頭皮とひたいとの境目を感じよう。それから、まゆ毛やまつ毛、鼻の感覚を感じ取り、その後もゆっくり光を移動させて、全身をくまなくスキャンしよう。

同時に、光を当てた部位をリラックスさせ、緊張もほぐしていこう。言っておくが、この取り組みは、眠り込むためのものではなく、目覚めるためのものだ。

何らかの「考え」が頭に浮かんだときは、そのたびに懐中電灯の光を体からそらして、その「考え」に、そっと気づいてあげよう。そういうことは、12分のあいだに数えきれないほど起こるだろうが、それでも構わない。

「考え」に気づいても、何の評価もせず、再びもとのところに「意識」の光を戻せばいい。この機会に、実際に自分の体を感じるとはどういうことなのか、実感してほしい。あなたには、皮膚細胞の感覚から、背中のベッドに接している部分の感覚まで、注意を払うべき何百万もの感覚があることに気づいてほしい。

この瞑想が終わりに近づいたら、あなたが自分の体に「身を入れている」という感覚があるかどうか確かめよう。自分に向かって静かにこう言おう。

「ああー、私はここにいる。何かをしている私や、何かを考えている私とは別の私がここにいる。私は自分の今を体験している。私は自分の体に身を入れている」

1日を終えての評価

・「気分」が最高にいい状態を「10」としたら、今日の気分はどのくらいか?

1　2　3　4　5　6　7　8　9　10

・「頭の調子（集中力や注意力）」が最高にいい状態を「10」としたら、今日の調子はどのくらいか？

1　2　3　4　5　6　7　8　9　10

・「エネルギーレベル」が最高の状態を「10」としたら、今日のレベルはどのくらいか？

1　2　3　4　5　6　7　8　9　10

「軽い笑み」を作ったことで、あなたの1日はどう変わっただろうか？　あなたがほほ笑みながら人生を送ったとしたら、何が変わるだろうか？　「懐中電灯」の瞑想は、あなたが「今」に意識を向けるのに役立っただろうか？　あなたが自分の体に「身を入れている」と感じるのに役立っただろうか？　あなたは、今日の取り組みを通じて、どんなスピリチュアルな知恵を学んだだろうか？

第16日

スピリチュアルエクササイズ　「いいこと」に気づく

少なくとも1時間に1回は、何か「心地よいもの」に気づこう。それは「考え」でもいいし、「感覚」や「気持ち」でもいい。

たとえば、あなたが鳥のさえずりに気づいたとしよう。そのときは、ちょっと立ち止まって、その心地よい鳴き声を感じ取ろう。あなたがひと仕事終えたとしよう。そのときは、心地よい達成感を意識的に実感しよう。そして、達成感にともなう心地よい「自尊心」や「幸福感」に気づこう。あなたが、自分がとても安らいだ気分になっていると気づいたとしよう。そのときは、その気分に浸って、その気分をあなたに定着させよう。

このエクササイズは「選択的注意（多数の感覚情報の中から特定の情報を取り出して認識すること）」の能力を改善するのに効果がある。今、あなたの部屋を見回して、自分に「緑色、緑色、緑色」と言ってみよう。

あなたの目は、部屋の中の緑色のものばかりに向けられたのではないだろうか。でも、部屋の中のものの色が変わったわけではない。ちょっと前と、緑色の量に変わりはない。注意を向けるものの選び方が変わったのだ。部屋を見回して、「緑色」と言ったのと同じように、あなたは自分の世界を見回して、「いいこと、いいこと、いいこと」と自分に言うことができる。注意を向けるものとして、悪いことや不快なものではなく、「いいこと」や「心地よいもの」を選択することで、あなたは「今」の主観的な体験を変えることができるのだ。

そして、ごくささいな「心地よい」体験に気づき、それを味わえるようになったら、そういう体験にさらにたくさん気づけるようになり、自分は不幸だという気分には、それほど陥らなくなるはずだ。なぜなら、「～になったら、私は幸せになれる」と自分に言い聞かせるのをやめるからだ。幸福への道はない。幸福とは道のことなのだ。

12分間瞑想 「サウンド瞑想」

何か元気が出る曲、あるいは心が安らぐ曲をかけよう。その曲を、これから12分間聴くことになる。床かベッドに横になって、目を閉じよう。

今日は、いつもとはまったく違う聴き方で、その曲を聴いてみよう。何かを空想したり、何かをしたりしながら、「耳」で聴くのではなく、「体全体」で聴こう。その曲を、あなたの「皮膚」で聴こう。あなたの「骨」で聴こう。「指」で、「つま先」で聴こう。

ベースの音と音のあいだの「間」や、歌詞と歌詞のあいだの「間」に気づけるかどうか確かめてみよう。「音」があなたの皮膚に触れた瞬間を感じ取れるかどうか確かめてみよう。

1日を終えての評価

・「気分」が最高にいい状態を「10」としたら、今日の気分はどのくらいか?

1 2 3 4 5 6 7 8 9 10

・「頭の調子（集中力や注意力）」が最高にいい状態を「10」としたら、今日の調子はどのくらいか?

1 2 3 4 5 6 7 8 9 10

・「エネルギーレベル」が最高の状態を「10」としたら、今日のレベルはどのくらいか？

1　2　3　4　5　6　7　8　9　10

「心地よいもの」を探したことで、あなたの1日はどう変わっただろうか？　そのことが、「感謝の気持ち」を抱く機会を増やすのに役立っただろうか？　「サウンド瞑想」は、あなたが「今していること」に身を入れるのに役立っただろうか？　あなたがいつも「今していること」に身を入れたとしたら　あなたの人生はどう変わるだろうか？　あなたは、今日の取り組みを通じて、どんなスピリチュアルな知恵を学んだだろうか？

第17日

スピリチュアルエクササイズ　「一度に1つのこと」を心がける

今日は「一度に1つのこと」に専念するよう心がけよう。たとえば、食器を洗っているときは、その行為に意識を集中させ、本気で食器を洗おう。シャワーを浴びているときは、水滴のすべてを感じよう。あなたがいつも当たり前のものと受け止めていた感覚に気づこう。

車から降りて、オフィスに向かって歩いているときは、ただ歩こう。歩くことに意識を集中させて、これまで当たり前のものと受けとめていたものを感じ取ろう。あなたの頬に空気を感じ、顔に太陽を感じよう。車を運転しているときには、運転だけをしよう。これまで気づかなかった木々や店に気づこう。仕事をしているときには、仕事に専念しよう。何かに専念するのを妨げるもの（たとえば何らかの空想や心配事）が頭をよぎったら、それが通り過ぎるまでのあいだ、そちらに意識を集中させよう。

だが、空想したり、心配したりするのもマインドフルにやろう。つまり、自分がそうしているという事実に気づいてほしい。

たいていの場合、私たちは、空想しているのに、自分がそうしていることに気づきさえしない！ そしてしばらく空想したら、元の行動に戻って、それに専念しよう。

「一度に1つのことに専念する」というのが、どんな感じなのかを確かめてみよう。

12分間瞑想「キルタン・クリヤ瞑想」

この瞑想は記憶力を維持するのにことのほか効果があり、失った記憶力を取り戻せる可能性もある。これは活動的な瞑想で、両手の5本の指を使い、歌うような声を出す必要がある。

歌うのは「Sa（サ）」、「Ta（タ）」、「Na（ナ）」、「Ma（マ）」の4語。これを、歌うように、繰り返し唱えるのだ。メロディーは、童謡『メリーさんの羊』の最初の1小節と同じだ。「♪メ・リー・さん・の」（音階で言えば「ラ・ソ・ファ・ソ」）を「♪サ・タ・ナ・マ」に置き換え、それを繰り返すことになる。

「サ」と歌っているときには、あなたの親指と人差し指の先をくっつけよう。

「タ」と歌っているときには、親指と中指の先をくっつけよう。

「ナ」と歌っているときには、親指と薬指の先をくっつけよう。

「マ」と歌っているときには、親指と小指の先をくっつけよう。

これの繰り返しだ。ペースは「1秒で1語」ぐらい。4語目の後に、息継ぎをしよう。

12分間のうち、最初の2分ぐらいは、普通の声で歌おう。

次の2分ぐらいは、ささやき声で歌おう。

次の4分ぐらいは、声を出さずに、頭の中で歌おう。

次の2分ぐらいは、ささやき声で歌おう。

そして最後の2分ぐらいは、普通の声で歌おう。

この切り替えについて、「時計を見なくても大丈夫かしら?」などと心配する必要はない。きっかり2分、きっかり4分でなくても構わない。それよりも瞑想中は、ずっと目を閉じていたほうがいい。まだ終わっていないうちにタイマーが鳴ったら、そのまま続行してもいいし、その段階で終わりにしても構わない。終わりにしても、今回の時間感覚が、この瞑想を次におこなうときの参考になるだろう。

あなたがこの瞑想に、スピリチュアルな意味合いを持たせなくても、この瞑想はあなたの記憶力を改善する効果がある。だが、スピリチュアルな意味合いを持たせたら、「心の安らぎ」や「繋がっているという意識」も得られる可能性がある。
キルタン・クリヤ瞑想は、「クンダリーニ・ヨガ」の伝統的な瞑想法の1つとして、何千年にもわたって受け継がれてきたものだ。クンダリーニ・ヨガでは、「Sa（サ）」は「誕生」と「生命全体」を意味し、「Ta（タ）」は「生命」で、「Na（ナ）」は「死」と「意識の転生」、「Ma（マ）」は「生まれ変わり」と「死からの復活」を意味する。こうしたことを念頭に置いて、神聖な存在との繋がりや、万物の永遠の転生を感じてみよう。

1日を終えての評価

・「気分」が最高にいい状態を「10」としたら、今日の気分はどのくらいか？
1　2　3　4　5　6　7　8　9　10
・「頭の調子（集中力や注意力）」が最高にいい状態を「10」としたら、今日の調子はどのくらいか？
1　2　3　4　5　6　7　8　9　10
・「エネルギーレベル」が最高の状態を「10」としたら、今日のレベルはどのくらいか？
1　2　3　4　5　6　7　8　9　10

「一度に1つのこと」だけおこなう時間をもっと増やしたら、あなたの気分はどう変わるだろうか？　半狂乱になることがなくなって、穏やかな気分になるのではないだろうか？　食べることについても「一度に1つのこと」というマインドフルネスの考え方を取り入れて、食事のたびに、食べることにもっと身を入れるようにしたら、あなたの食事体験はどう変わるだろうか？

その「身を入れる」という意識を、あなたの行動のすべてに取り入れるには、どうしたらいいだろうか？　あなたは、今日の取り組みを通じて、どんなスピリチュアルな知恵を学んだだろうか？

第18日

スピリチュアルエクササイズ　「唱える言葉」を前向きなものにする

私たちは知らず知らずのうちに、何らかの自分への言葉を繰り返し唱え、その言葉のレンズを通して世の中を見ている。

私たちが虐待されたり、酷使されたりした経験があったら、その言葉は「人は私を傷つける」になるだろう。見捨てられた経験があったら、「人は去っていく」になるかもしれない。不安にかられていたら、「私は調子が悪い」といった類の言葉になるだろう。

あるいは落ち込んでいたり、自尊心が持てなかったりしたら、「私は力不足だ」「自分には何か問題がある」といった言葉になる。

問題は、私たちが「選択的注意」の能力を使って、その言葉の証拠となるできごとを探すことだ。そして、証拠を探したときには、いいことであれ悪いことであれ、たいていは見つかるものだ。今日は、別の言葉を選ぼう。1語の言葉でもいいし、語句でもいい。いくつか例をあげておこう。

・「私は調子がいい」
・「私はかわいい」
・「心の安らぎ」
・「愛されている」
・「落ち着き」
・「私にふさわしい人は、去っていない」
・「忍耐」
・「1つ」
・「私には十分力がある」
・「愛」

今日は1日、心の中でこうした言葉を唱えて過ごし、「唱える言葉」があなたの体験にどんな影響を与えるか確かめてみよう。仕事仲間や初対面の人とのやり取りに、何か違いが生まれるのかも確かめてみよう。「唱える言葉」は、あなたの「感情」に影響を与えるだろうか？　あなたの「考え」に影響を与えるだろうか？

12分間瞑想　「思考の流れ」

あなたが穏やかな川のそばに腰を下ろしている姿をイメージしよう。その川は、あなたの頭の中の「考え」や「感情」を象徴している。これから12分間、あなたの川の中に「今」あるものを、ただ眺めて過ごしてみよう。見えたものに対して、何の評価もせず、流れを早くしようとか遅くしようとかもせず、ただあなたの川を眺めよう。

そこにいるあいだに、自分が川辺に座っているのと、川そのものになるのとは違うことに気づこう。私たちには、自分の「考え」や「感情」と自分とを同一視し過ぎる傾向がある。自分の「考え」や「感情」こそが、自分であると思い込み、本来の自分を忘れている。

だが、私たちは自分の「考え」よりも、はるかに大きな存在だ。「感情」は、押し寄せては去っていくものだ。「考え」や「感情」は、私たちを導いてくれる有用な情報ではある。ただ、私たちは本来の自分を忘れるべきではないし、「考え」や「感情」に囚われるべきでもない。しかし、私たちが自分の川に飛び込んでしまったら、そうしたことが起こる。だから、あなたが「飛び込んだ」と気づいたときには、川から抜け出る方法を見つけて、自分は川辺に戻っていると思えばいいのだ。

あなたが、川辺に座っているほうの自分が本来の自分なのだと気づいたら、気分が安らぐことになる。川辺に座っているほうのあなたは、これまでも、これからも変わることはない。そちらのあなたは、この世のあらゆる生き物と繋がりを持っている。

1日を終えての評価

・「気分」が最高にいい状態を「10」としたら、今日の気分はどのくらいか？
1　2　3　4　5　6　7　8　9　10
・「頭の調子（集中力や注意力）」が最高にいい状態を「10」としたら、今日の調子はどのくらいか？
1　2　3　4　5　6　7　8　9　10
・「エネルギーレベル」が最高の状態を「10」としたら、今日のレベルはどのくらいか？
1　2　3　4　5　6　7　8　9　10

あなたが日常的に「唱える言葉」をもっと前向きなものにしたら、あなたの気分はどう変わるだろうか？　あなたのものの見方も変わり始めるのではないだろうか？

また、あなたが「本来の自分」を忘れないようにしたら、あなたの人生はどう変わるだろうか？　あなたが「考え」や「感情」は自分と同一ではないことを忘れなかったら、あなたの「考え」や「感情」への対応はどう変わるだろうか？　あなたが「考え」や「感情」にがんじがらめにならず、自分を導くものととらえたら、あなたの人生はどう変わるだろうか？

あなたは、今日の取り組みを通じて、どんなスピリチュアルな知恵を学んだだろうか？

第19日

スピリチュアルエクササイズ　「親切なこと」をしてみる

今日は、親切なことをいくつかしてみよう。大きな親切でも小さな親切でも構わない。まずは、スマホばかり見ていないで、相手の目を見て挨拶することから始めよう。相手に「身を入れる」ことが、あなたが相手に送れる最高のプレゼントになる。「身を入れる」ことで、「あなたは大切な人だ」と伝えることになるのだ。

あなたの後ろにいる人のために、ドアを押さえておいてあげよう。友人の好きなところを、メールやメッセージ、手書きのカードに書いて送ってみよう。ボランティア団体に、参加を申し込もう。初対面の人にほめ言葉を送ろう。慈善団体にオンライン募金をしよう。誰かにプレゼントを買ってあげよう。

12分間瞑想　「慈悲の瞑想」

まずは目を閉じてほしい。これから12分にわたって、次のようにイメージしよう。湖に小石を投げ込んだときに、波が輪を描いて広がるように、あなたの心から「愛」があなたの外に輪のように放たれている……。最初は、あなた自身のことを祈って、こう言おう。

「私に幸せと安らぎが訪れますように」

あなた自身が、あなたの「愛」を浴びていることを確認しよう。その「愛」を、あなたの好きな色でイメージしてもいいだろう。

次は、あなたにとって、とても大事な人を頭に描き、こう言おう。

「この人に幸せと安らぎが訪れますように」

その人が、あなたの「愛」や「慈悲」を浴びているのを確認しよう。あなたの「愛」は、外に向かって広がり続けたので、その輪の中にあなたが愛するすべての人が入っている。次はこう言おう。

「私が愛するすべての人に、幸せと安らぎが訪れますように」

あなたの心からの「愛」の輪は大きく広がっている。その光景を頭に描こう。愛する人たちが、あなたの「愛」を浴びているのを確認しよう。あなたの「慈悲」はどんどん大きくなり、今ではあなたに敵対している人たちや、あなたを傷つけた人たちまでもが、その輪の中に入っている。そうした人たちを頭に描き、こう言おう。

「彼らに幸せと安らぎが訪れますように」

こんなことを祈るのは今回だけだと、あなたは思っているかもしれないが、実際に祈ってみて、どんな気分になっただろう?　「慈悲」の輪は、ますます大きくなって、ついに、地上のすべての生きものが輪の中に入った。最後にこう言おう。

「すべての生きものに、幸せと安らぎが訪れますように」

少しのあいだ、そのまま座って、あなたの心の中の「慈悲」に、世界全体に届くパワーがあることを理解しよう。この瞑想を通じて手に入れた感情とともに、しばらく座っていよう。

1日を終えての評価

・「気分」が最高にいい状態を「10」としたら、今日の気分はどのくらいか？

1　2　3　4　5　6　7　8　9　10

・「頭の調子（集中力や注意力）」が最高にいい状態を「10」としたら、今日の調子はどのくらいか？

1　2　3　4　5　6　7　8　9　10

・「エネルギーレベル」が最高の状態を「10」としたら、今日のレベルはどのくらいか？

1　2　3　4　5　6　7　8　9　10

人に親切にしたことで、あなたの「感じ方」はどう変わっただろうか？　こうしたことをこれからも続けたとしたら、あなたの人生はどう変わるだろうか？　あなたが自分やほかの人々に「慈悲」のエネルギーを注いだら、あなたの人生はどう変わるだろうか？　あなたは、今日の取り組みを通じて、どんなスピリチュアルな知恵を学んだだろうか？

第20日

スピリチュアルエクササイズ「お礼状」をしたためる

少し時間を作って、あなたの人生におおいにプラスになった人に、心のこもった手紙を書いてみよう。今つき合いのある人でもいいし、過去につき合いのあった人でもいい。すでにこの世を去った人でもいい。その人のおかげで、あなたにどんな変化があったかを具体的に書き記そう。その人のおかげで、今のあなたがどうなっているかを知らせよう。

あなたの心からの感謝の気持ちを表明しよう。その手紙は、あなたが送りたいなら送ればいいし、その人からのすばらしい贈りものの備忘録《びぼうろく》として、取っておいても構わない。

12分間瞑想「祈りを込めた内省」

1日の終わりにおこなうのが一番いいという瞑想は数少ないが、これはそういう瞑想の1つだ。だから、眠る前の12分を予定しておこう。

あなたはその12分間で、次の5つのステップをゆっくり実行して、「神聖な存在」と徐々に繋がり、その存在があなたにどのように意思表示しているかを探ることになる。

あなたの注意が、あなたの体や論理的な側面からそれ始めたら、目を閉じよう。この瞑想の手順をこなしながら、あなたの心や魂の声に波長を合わせていこう。

1 あなたの中にいる「神」や「より高い次元の自分」を意識しよう。数分間、この深い意識に浸っていよう。

2 感謝の気持ちを持って、あなたの1日を振り返ろう。軽い笑みを浮かべながら「神」や「より高い次元の自分」の前で、今日の楽しかったできごとを思い出そう。あなたが受けたすべての恩恵に感謝しよう。数分間、そうした感謝の気持ちに静かに浸ろう。

3 あなたの感情を振り返ろう。あなたが今日抱いた感情を思い出し、今の静かな境地の中で、自分に「こうした感情を通じて、私は何を学んだらいいのか？」と問いかけてみよう。しばらく静かに耳を澄まして、あなたの中の「神」や「より高い次元の自分」の答えを聞いてみよう。

4 今日のできごとの中から、あなたにとって大事なものを1つ選び、自分に「このできごとを通じて、私は何を学んだらいいのか？　私の行動に、次の機会には改善したほうがいい部分はあるだろうか？」と問いかけよう。あなたのエゴのガードを外して、あなたと人とのやり取りの中で、あなたが相手に影響を及ぼした責任を認めよう。

5 明日心がけることを決めよう。1つの言葉でもいいし、フレーズでもいい。明日、その言葉を忘れないでいられるように、その言葉を使って、あなたの心を洗い流そう。

1日を終えての評価

・「気分」が最高にいい状態を「10」としたら、今日の気分はどのくらいか？
1　2　3　4　5　6　7　8　9　10
・「頭の調子（集中力や注意力）」が最高にいい状態を「10」としたら、今日の調子はどのくらいか？
1　2　3　4　5　6　7　8　9　10
・「エネルギーレベル」が最高の状態を「10」としたら、今日のレベルはどのくらいか？
1　2　3　4　5　6　7　8　9　10

「お礼状」を書いたことが、あなたが「感謝の気持ち」や「繋がりの意識」を持つのに役立ったのではないだろうか？

そうしたものは、スピリチュアルなエネルギーを持っている。では、そうしたエネルギーをさらに増やすにはどうしたらいいだろうか？

今日の瞑想に取り組んだことで、あなた自身やまわりの人たちに対する見方はどう変わっただろうか？　今後も、こうした自分への問いかけを続けていったとしたら、あなたの人生はどう変わるだろうか？　あなたは、今日の取り組みを通じて、どんなスピリチュアルな知恵を学んだだろうか？

第21日

スピリチュアルエクササイズ　「人生の物語」を書く

あなたの人生の今の時期を、小説の1つの章と想定しよう。その章のタイトルは、何になるだろう？

少し時間を取って、あなた自身について3人称で書いてみよう。あなたは人生のどんな難題の答えも知っている博識な作家だ。この章で、「彼女」または「彼」がどんな教訓を学ぶことになるか書いてみよう。

あなたには、将来待ち受けていることもわかるので、「彼」または「彼女」に、どんな「喜び」や「ほうび」が用意されているかも予測しよう。

その主人公が現在、どんなアドバイスを必要としているか、さらに、そのアドバイスをどう活かすかについても言及しよう。

12分間瞑想　「理想の自分」

今日は12分間、あなたの頭の中にイメージを描いてみよう。まずは、しばらく「今の自分」をイメージしよう。あなたはこのプログラムを通じて、楽観的で優しい「視点」を備えている。

その新しい視点で「今の自分」を眺めたら、以前よりも少し穏やかで、強く、幸せになっていることに気づくのではないだろうか。

自分をほめてあげよう。今のあなたの「考え」や「感情」を何の評価もせずに眺めてみよう。「今の自分」に意識を集中させて、今のあなたの「感覚」を把握しよう。

これで、今のあなたについては把握できた。だから、しばらく別の場所に出かけることを自分に許可しよう。

次は、この上なく美しい場所を歩いている自分をイメージしよう。あなたは花の香りに包まれ、遠くから平穏な波の音が聞こえてくる。あなたは、幸福感と安らぎに包まれ、その場所こそが、自分がいるべき場所ではないかと思えてくる。

前方の霧が晴れて、遠くに人の姿が見えてきた。その人は、白い光を浴びて立っている。あなたは、自分がその人に出会う運命だったような気がしてきた。あなたはその人のほうへ歩いていく。

近づくにつれ、その人は「あなた」であることに気づいた。その人は、最も高い場所にいる、最も理想的な「あなた」だったのだ。あなたは「理想の自分」と対面し、2人のあなたはお互いにほほ笑み合った。

あなたは「理想の自分」が、何かとても大事なことをあなたに伝えたがっていることに気づいた。それは、単純ではあるが重要なことだ。だから、しっかり耳を傾けよう。

その重要なメッセージを理解したとき、あなたは何かが起きていることに気づくことになる。あなたの「理想的な自分」と「そこに歩いていく自分」が一体になるのをイメージしよう。

その瞬間に、あなたは2人が同じ人だと気づくことになる。あなたの「理想の自分」は、あなたの外側にいるのではない。あなたは今のあなたで十分なのだ。あなたはすでに、必要な答えをすべて持っているのだ。

準備が整ったら、目を開けよう。あなたは現実の世界の中でも「理想の自分」とともにある。だから、あなたの人生を違った目で見てみよう。「理想の自分」に、あなたの「考え」に色をつけさせよう。あなたの「言葉」、あなたの「行動」に色をつけさせよう。

1日を終えての評価

・「気分」が最高にいい状態を「10」としたら、今日の気分はどのくらいか？

1 2 3 4 5 6 7 8 9 10

・「頭の調子（集中力や注意力）」が最高にいい状態を「10」としたら、今日の調子はどのくらいか？

1 2 3 4 5 6 7 8 9 10

・「エネルギーレベル」が最高の状態を「10」としたら、今日のレベルはどのくらいか？

1　2　3　4　5　6　7　8　9　10

「人生の物語」を書くことが、あなたの全体像を見通す力をつけるのに役立ったのではないだろうか？　こうした形で、あなたの行動や目標、人生の方向を形作ることができる。そのことを忘れないようにするには、どうしたらいいだろうか？

あなたが「理想の自分」から受け取ったメッセージを活かすには、どうしたらいいだろうか？　「理想の自分」が、つねにあなたの中にあることを忘れないようにするには、どうしたらいいだろうか？　あなたは、今日の取り組みを通じて、どんなスピリチュアルな知恵を学んだだろうか？

おわりに

あなたがこの本を読んだことで、あなたの生活に小さな変化が生まれることを、私は心から願っている。

たとえば、あなたが知識を獲得したことで、今夜のあなたの妻、あるいは夫への話の内容や、明日の夕食に食べるものに、変化が生まれるかもしれない。3週間プログラムに取り組んだことで、あなたのエネルギーレベルが高まっているかもしれない。あなたの気分が改善したかもしれない。あなたの頭の中の霧が消え始めたことで、頭がはっきりし、意欲もわいて、もっと大きな目標を達成しようと張り切っているころかもしれない……。

そうした変化が生まれることを、心から願っている。

私があなたにとくに気づいてほしいのは、あなたには自分の人生を変える力があるということだ。あなたは、今日をもっとよくすることも、明日をよくすることもできる。小さな決断のしかたも、大きな決断のしかたも変えることができる。あなたの「考え」も「行動」も変えることができる。体の健康も、精神の健康も、改善できる。人間関係も改善できるし、あなたのスピリチュアルな側面を改善することもできるのだ。

あなたが改善した状態をこれからも維持することも、心から願っている。維持するのは必ずしも簡単ではないだろうが、見返りは大きい。

忘れないでほしいのだが、何度も元の状態に戻ったとしても、もう一度始めるチャンスはつねにある。何度でも取り組んで、あなたの本来の人生を送ってほしい。頭に霧のない、目的意識と喜びに満ちた人生を送ってほしい。ご健闘をお祈りする。

付録A　Nバック課題

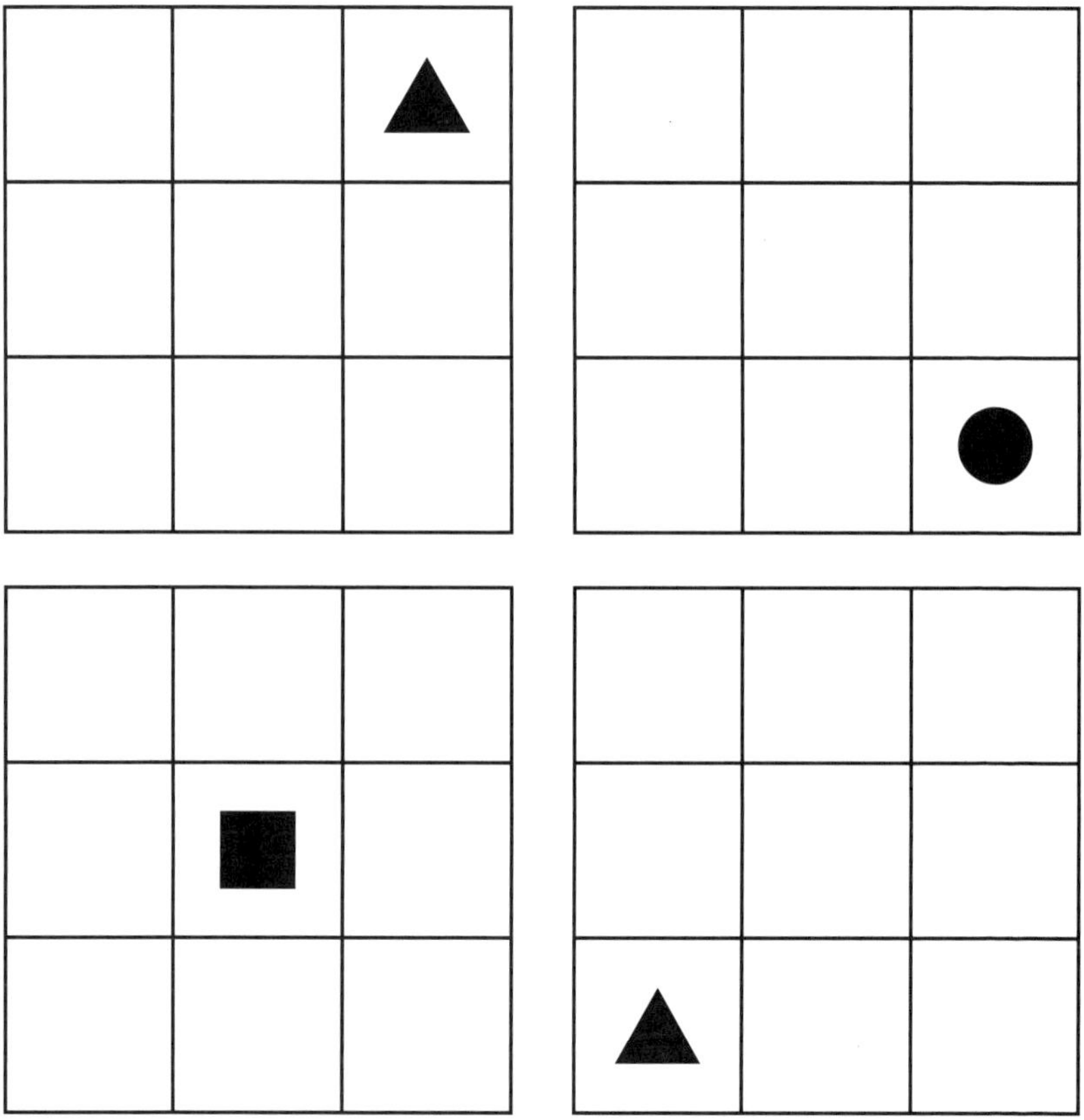

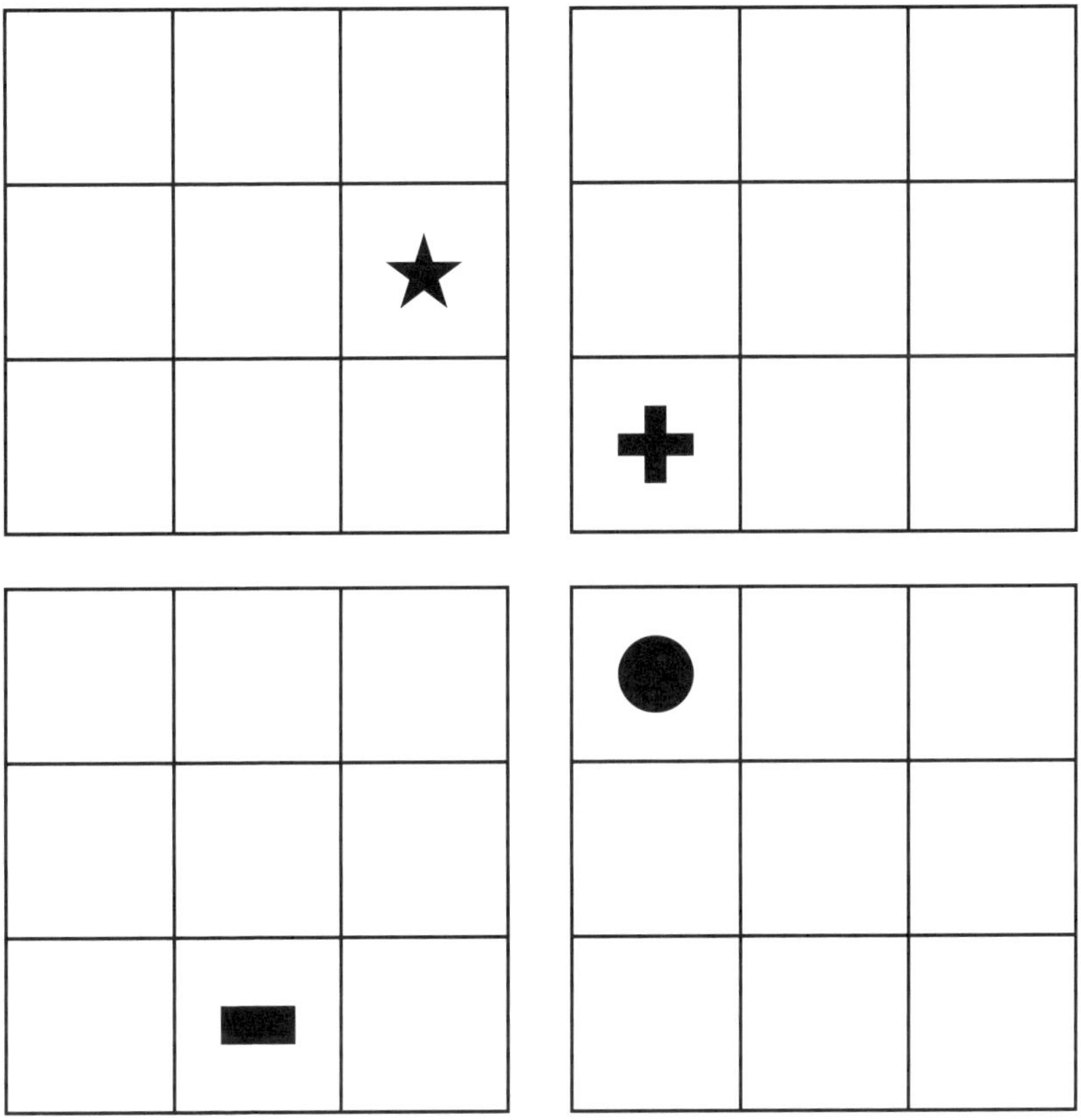

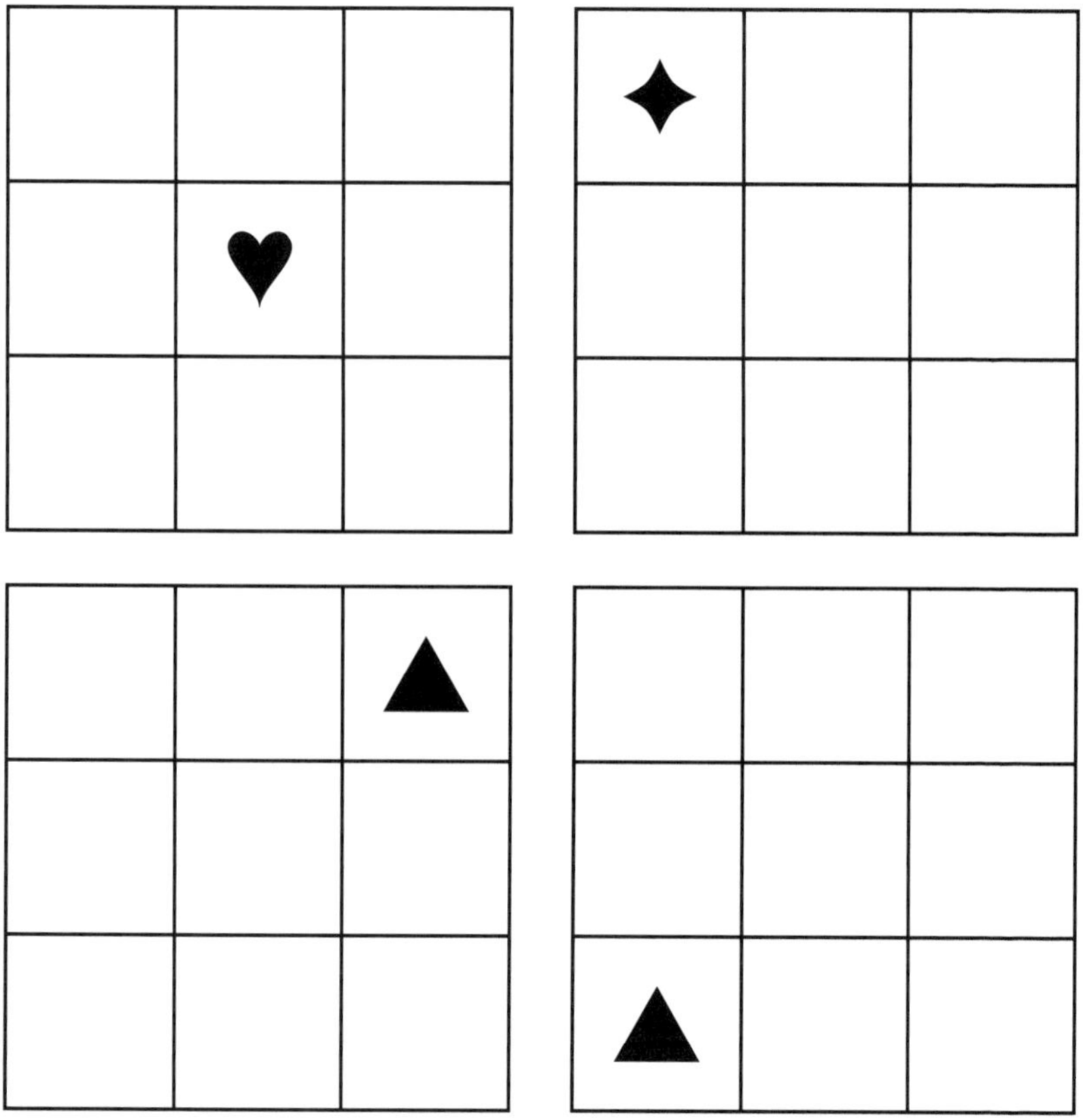

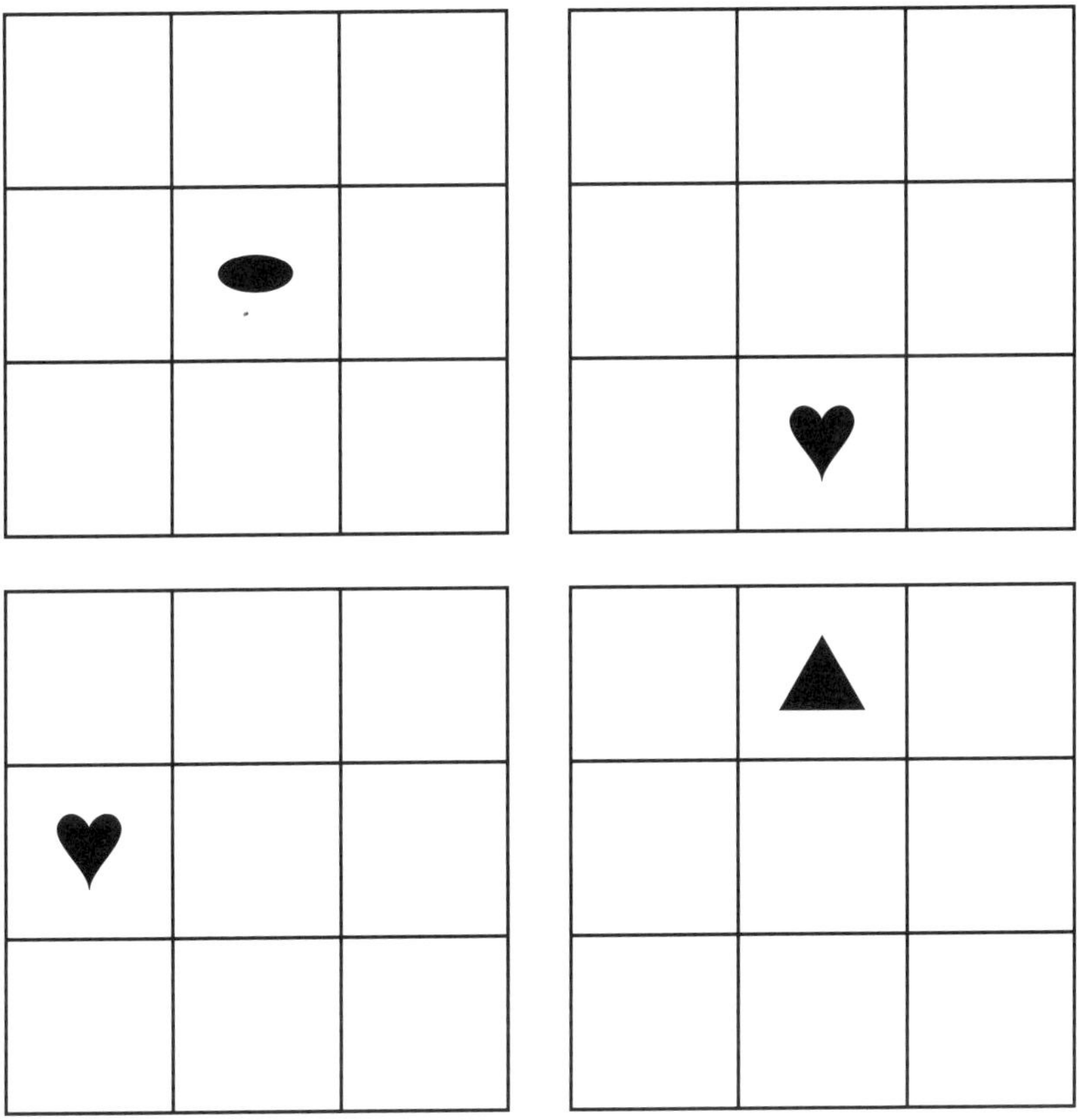

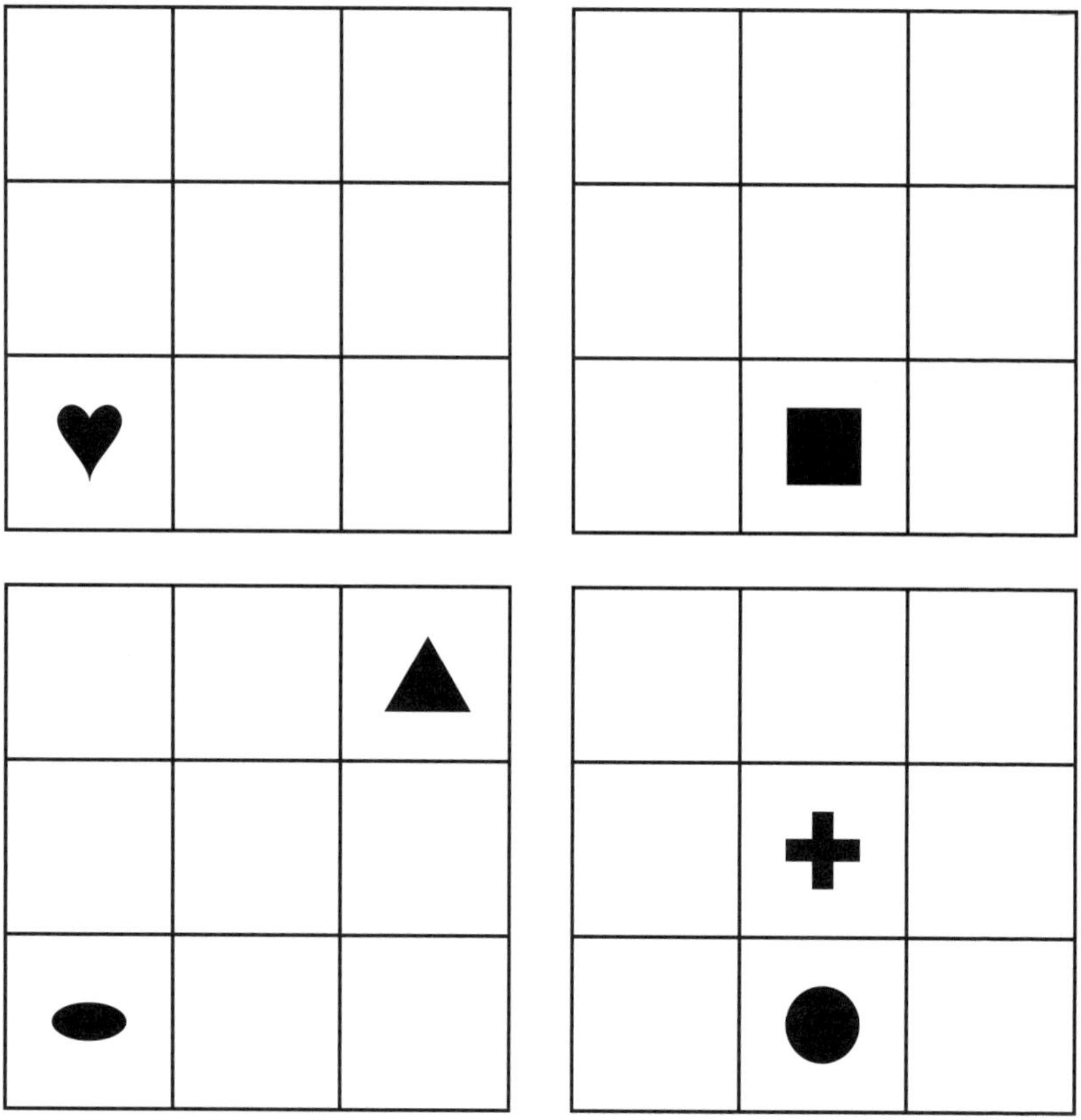

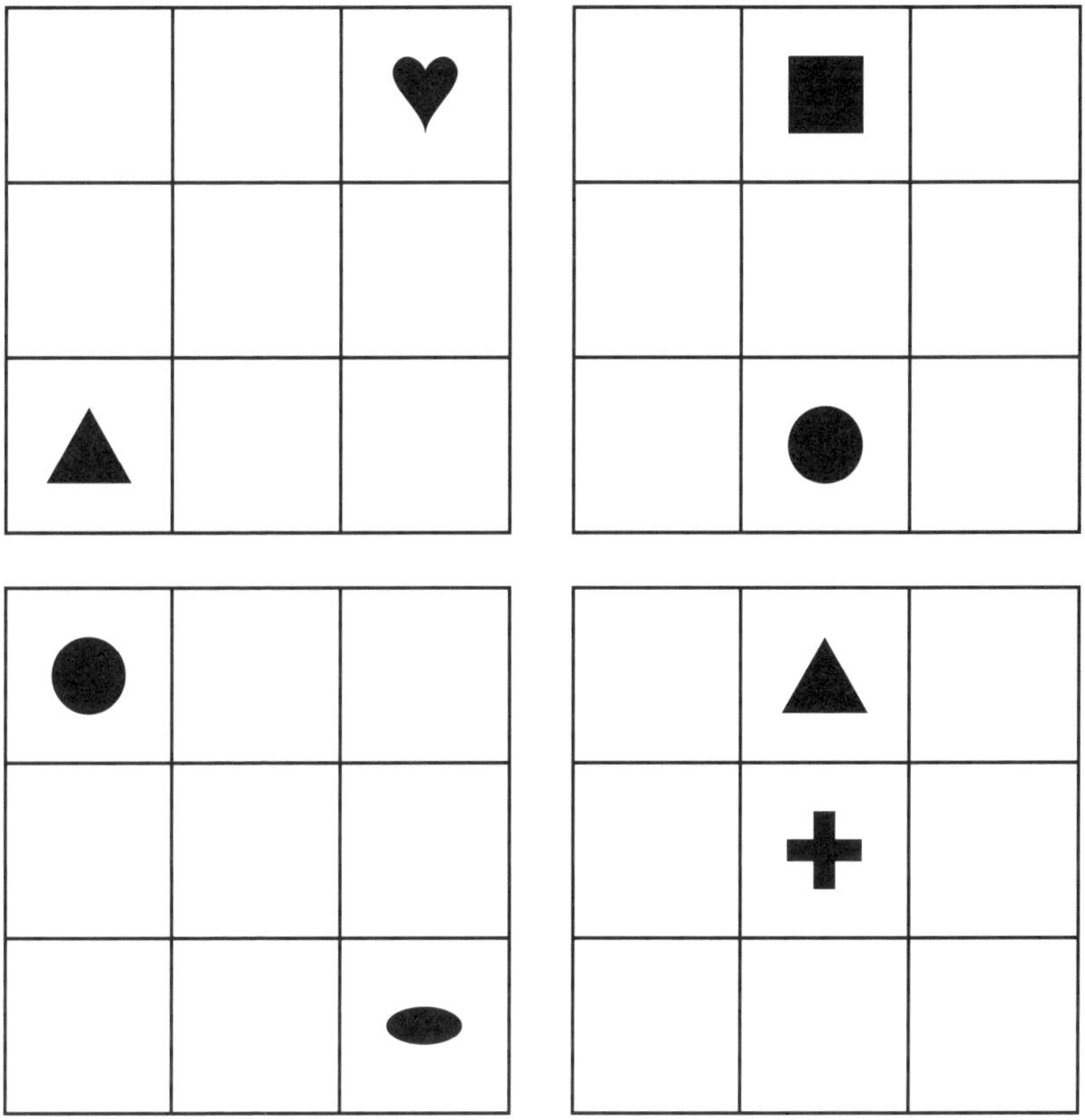

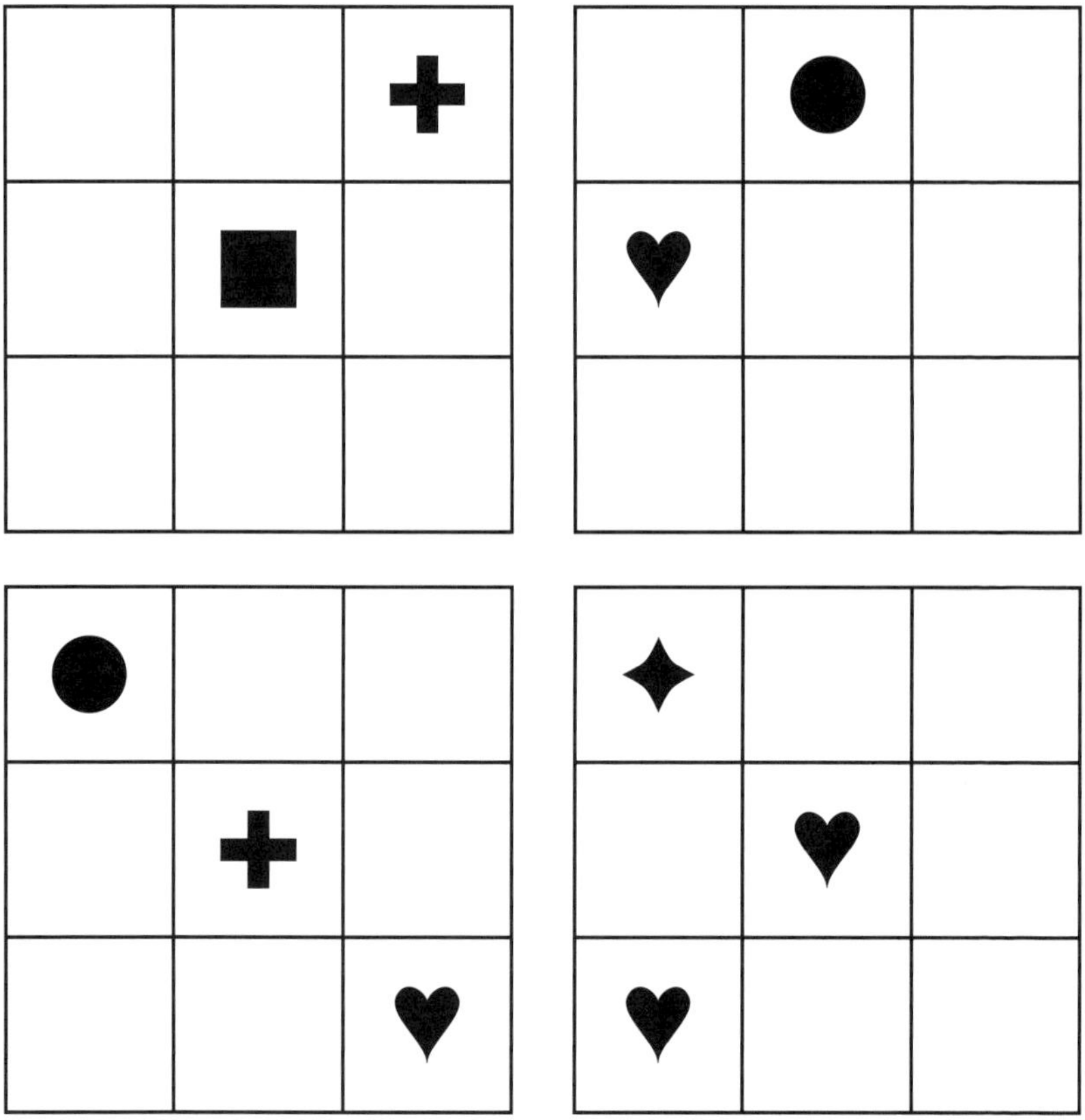

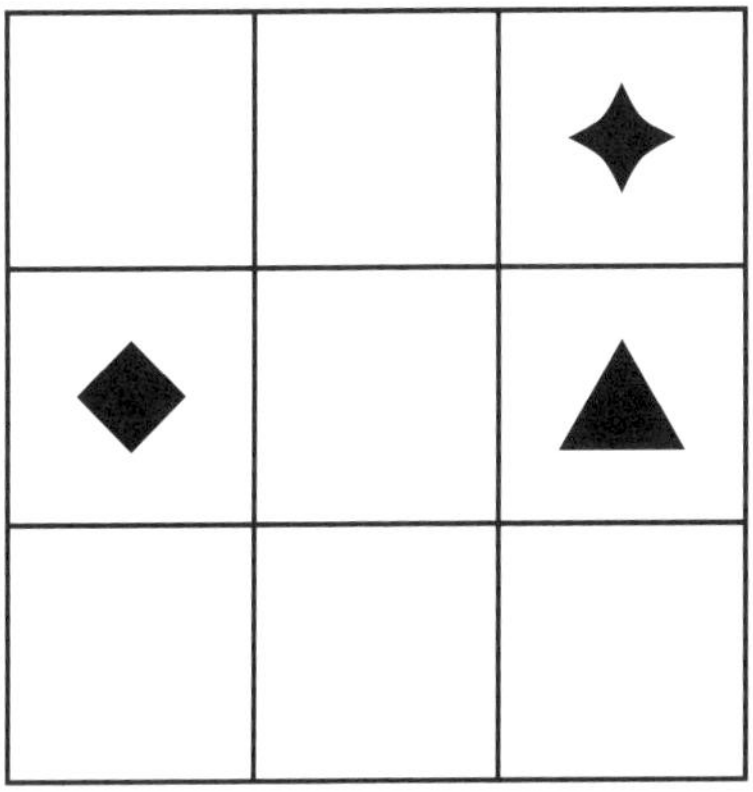
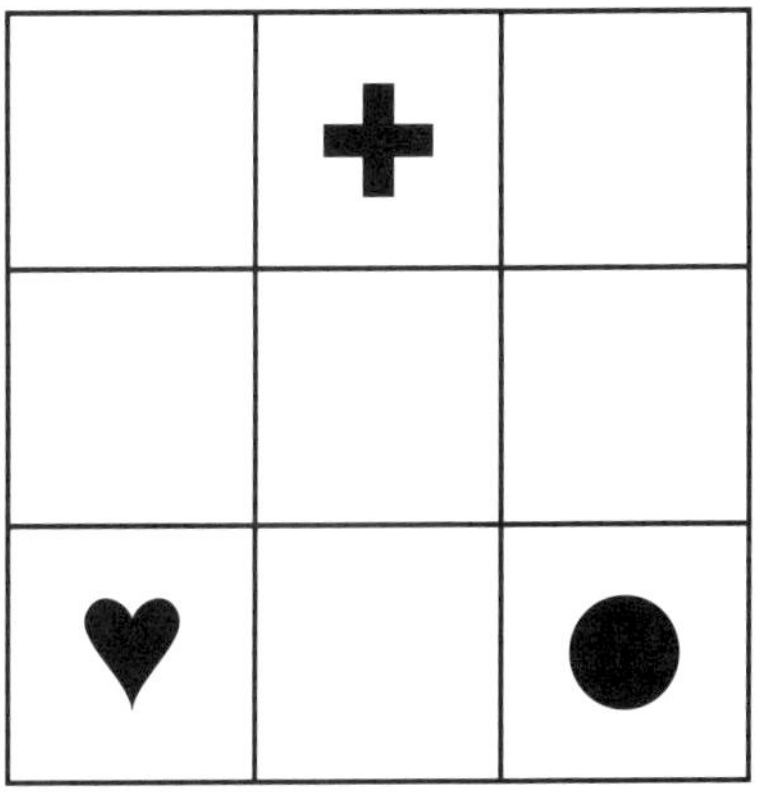
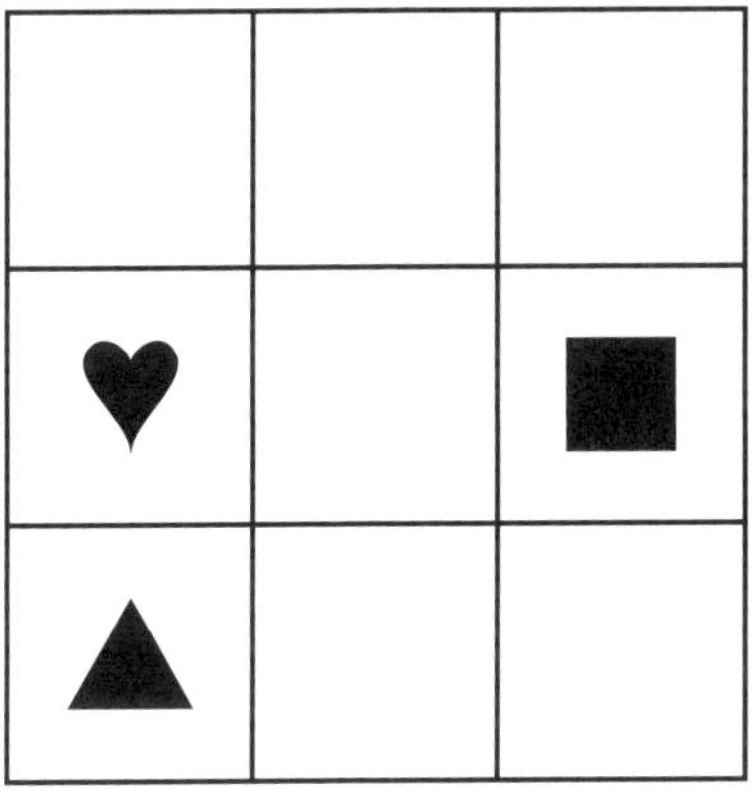

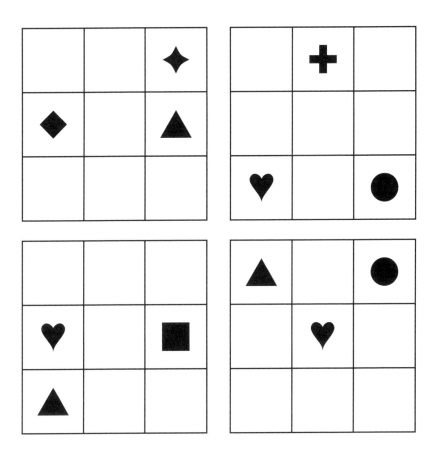

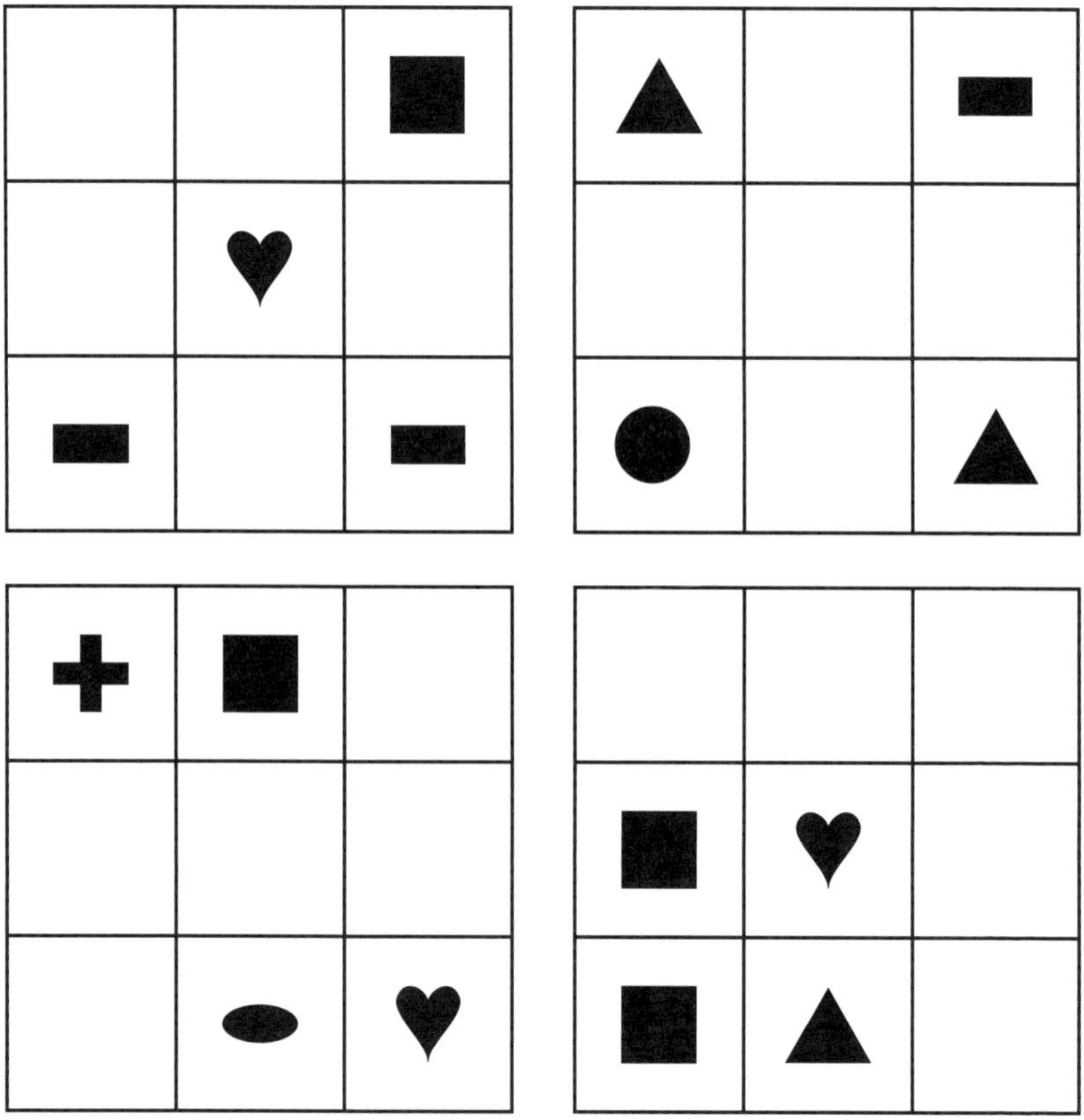

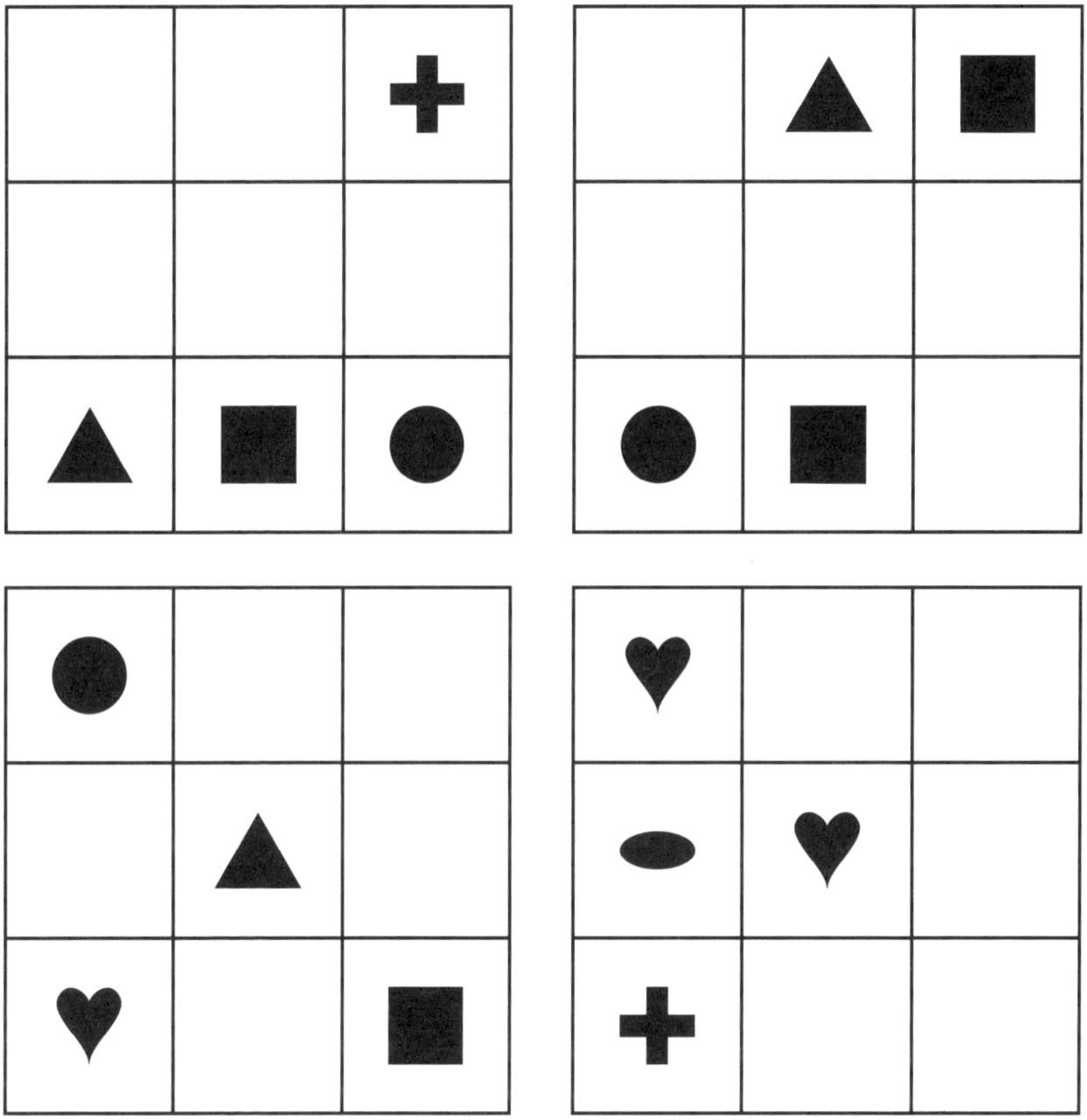

印刷できるNバック課題をご希望の方は、ウェブサイト（www.drmikedow.com）を通じてお申し込みを（英語サイトのみ。メールアドレスの登録が必要です）。

付録B
色々なスムージーを作って楽しもう！

食べものを通じて「頭の調子」や「気分」を改善するのに、一番簡単で一番安上がり、しかも持ち運びができる方法は、スムージーを作ることだ。「ミキサー」と「びん」と「1ドル（2017年8月現在で約110円）」。たったそれだけで、あなたの食べものを改善することができる。

安価な「緑色のジュース」は、血糖値スパイクを引き起こすリンゴ果汁やブドウ果汁、オレンジ果汁で作られている。だから、そうしたジュースを飲んでいたら、太るばかりか、頭がぼんやりするおそれがある。

市販の「野菜ジュース」は5〜10ドルもする（もっと高いものもある！）。その上に、ほとんどのものが野菜や果物のしぼり汁を使っているので、大事な「食物繊維」はあまり含まれていない。

ミキサーを使って、野菜や果物をそのまま（皮も使えるものは皮ごと）粉砕すれば、あなたはもっとたくさんの食物繊維を摂取できる。

まずは「ミキサー」を調達しよう。あなたが買える範囲での最高級品を購入してほしい。それを使うことで、すでに何百ドルもの節約になっているのだから。

次に、持ち運びできる「びん」を調達しよう。そうすれば、出かけるときにサッと取り出して、持っていける。

ふたがついているタンブラーのようなものでもいいし、1本のびんに何杯分も保存したいなら、もっと大きなものでもいい。持ち運びできるびんを1つ持っていると、午後のおやつにポテトチップスやパン、お菓子に手を出すのを防げる。私は2、3日分のスムージーを作って、こうしたものに保存している。

次は、材料を調達しよう。スムージーの材料費は1杯分約「1ドル」か、それ以下しかかからない。

費用を抑える簡単な方法は、冷凍の野菜や果物を使うことだ。もちろん、生の野菜や果物でもいい。何種類もの野菜や果物を調達しておけば、「1日7品」――最も幸せな人たちが1日に食べている品数――の目標もクリアしやすくなる。

では、スムージーを作るときのアドバイスをいくつかあげておこう。このアドバイスは、本文でお伝えした原則にも沿っている。

・血糖値スパイクを抑えるために、「80対20のルール」を守ろう。スムージーに入れる果物

（糖分の少ないレモンやライムの果汁は、「果物」に含めない）の分量は、20％程度にとどめよう。果物は、皮も食べられるなら、皮ごと使おう。そうすれば、血糖値スパイクを抑える「食物繊維」を多く摂取できる。

・残りの80％に、野菜、レモンやライム、ハーブ、オーガニックの乳製品、アーモンドミルク、オーガニックの豆乳、プロテイン粉末、水、氷などを使おう。レモンやライム、ショウガ、ミントの葉などは、野菜の苦みを消すのに、驚くほど効果がある。

・脳に一番いい果物「ベリー類」は、グリセミック指数も低い。スムージーにも優先的に取り入れよう。

・スムージーに抗炎症食品やオメガ3スーパーフード――「クルミ」、「亜麻仁粉末」、「亜麻仁油」、「チアシード」など――を加えよう。

・野菜や果物は、抗炎症作用があって、ドーパミンやセロトニン生成のコファクターとして働くビタミン類を含むものを使おう。野菜や果物は、食物繊維を含んでいるので、満腹感を長く保つのにも役立つ。果肉やオーガニックの乳製品には、ゆっくり燃焼する炭水化物も含まれているので、スムージーは確実な炭水化物源にもなる。

・ドリンクとスムージーのレシピを紹介するので、参考にしていただければ幸いだ。どのレシピも「1品分」の材料を示している（なお、アメリカの計量カップは1カップ約240㎖）。

健康ドリンク

冷たい水　30ml
ターメリック　小さじ2分の1
黒コショウ　小さじ2分の1
レモンのしぼり汁　適量（なくても可）

＊この飲料は、コップに入れてかき混ぜるだけで作れるが、私はさらにショウガ、カイエンペッパー、氷を加えて、ミキサーで作っている。

デイリースムージー

冷凍マンゴー　カップ4分の1
（カップ2分の1の洋ナシ、リンゴ、パイナップルで代用可）
ロメインレタス　カップ4分の1
ケール　カップ4分の1
サラダホウレンソウ　カップ4分の1

ブロッコリ　カップ4分の1
芽キャベツ　カップ4分の1
レモンのしぼり汁　適量
ミントの葉　小枝3本
チアシード　大さじ2
ショウガ　小1片
水　カップ2
氷　カップ2分の1

パンいらずのバナナ・ナッツ・スムージー

クルミ　カップ4分の1
砂糖不使用のアーモンドミルク（バニラ）　カップ1
バナナ　2分の1本
氷　カップ1
プロテイン粉末（バニラ）　付属のスプーン1杯（なくても可）
シナモン　ひとふり

＊アーモンドミルクはオーガニックの低脂肪牛乳、砂糖不使用のオーガニック豆乳で代用可。

ABC（アップル&ビーツ&キャロット）

リンゴ　2分の1個
ビーツ　カップ2分の1
ニンジン　大1本、またはベビーキャロット20個
ショウガ　小1片
ターメリック　小さじ2分の1
黒コショウ　ひとふり
水　カップ1

チェリーバニラ

砂糖不使用の冷凍アメリカンチェリー　カップ2分の1

砂糖不使用のアーモンドミルク（バニラ）　カップ1
プロテイン粉末（バニラ）　付属のスプーン1杯
氷　カップ2分の1

チョコ味のバナナスムージー

クルミ　カップ4分の1
砂糖不使用のアーモンドミルク（チョコ）　カップ1
バナナ　2分の1本
氷　カップ1
プロテイン粉末（チョコ）　付属のスプーン1杯（なくても可）

ブルーベリープロテイン

冷凍ブルーベリー　カップ2分の1
ケール　カップ2分の1（サラダホウレンソウで代用可）
プロテイン粉末（バニラ）　付属のスプーン1杯（なくても可）

水　カップ1
氷　カップ1

カリフォルニア風
アボカド　4分の1個
ロメインレタス　カップ2分の1
亜麻仁粉末　大さじ2
プロテイン粉末（バニラ）　付属のスプーン1杯
砂糖不使用のアーモンドミルク（バニラ）　カップ1
氷　カップ1

ハワイアン
パパイヤ　4分の1個
ココナッツウォーター　カップ2分の1
ライムのしぼり汁　適量

水　カップ2分の1
氷　カップ1

ポパイ

サラダホウレンソウ　カップ1
バナナ　2分の1本
プロテイン粉末（バニラ）　付属のスプーン1杯
水　カップ1
氷　カップ1

マイク・ダウ
(Dr. Mike Dow)

心理療法のセラピスト、作家。テレビ局「E!(エンターテイメントテレビジョン)」「TLC」「VH1」「インベスティゲーション・ディスカバリー」「ロゴ」などで、トーク番組の司会者を務めた。トーク番組『ザ・ドクター・オズ・ショー』『ザ・トーク』『ザ・ウェンディ・ウィリアムズ・ショー』『レイチェル・レイ』『ザ・ドクターズ』、報道番組『ナイトライン』『グッド・モーニング・アメリカ』『トゥデイ』などにも定期的に出演。ロサンゼルスでセラピストとして開業し、ロサンゼルス在住。

坂東智子
(ばんどう・ともこ)

翻訳者。上智大学文学部英文学科卒業。パナソニックグループの秘書などを経て翻訳の道に。下訳を含めて翻訳書は20冊以上。主な訳書に『「お金」の実践経済学』(PHP研究所)、『会社のルール』(ディスカヴァー・トゥエンティワン)、『スマートトーク～成功する伝え方～』(学研パブリッシング)、『「人を動かす」広告デザインの心理術33』(ビー・エヌ・エヌ新社)、『元気は、ためられる』(ヴォイス)など。

翻訳協力:株式会社トランネット
http://www.trannet.co.jp

脳《のう》が冴《さ》える最高《さいこう》の習慣術《しゅうかんじゅつ》
3週間《しゅうかん》で「集中力《しゅうちゅうりょく》」「記憶力《きおくりょく》」を取《と》り戻《もど》す

2017年10月25日　第1刷発行

著　者　マイク・ダウ
訳　者　坂東智子《ばんどうともこ》
発行者　佐藤 靖
発行所　大和《だいわ》書房
東京都文京区関口1-33-4
電話　03-3203-4511
カバーデザイン　ISSHIKI

カバー写真　Photo/iStock
本文デザイン・DTP　朝日メディアインターナショナル
本文印刷　信毎書籍印刷
カバー印刷　歩プロセス
製本所　小泉製本

ISBN978-4-479-79612-1

http://www.daiwashobo.co.jp

'18 5/11